健康図解 PLUS

自分でできる!

腎臓病

カンタン療法80

順天堂大学名誉教授

富野康日己 監修

学研

慢性腎臓病とどうつきあう

慢性腎臓病（CKD）は、末期腎不全から透析療法へ進行することと、狭心症・心筋梗塞・脳卒中を併発しやすいことで注目されています。患者数も多く、新しい国民病といえます。慢性腎臓病では、第一に原因疾患を治す治療を行うとともに、糸球体ろ過量とアルブミン・たんぱく尿の悪化を抑える多角的な治療、つまり薬物療法と食事療法、生活習慣の改善が必要です。また、これまでは運動は禁忌のようにいわれてきましたが、現在は腎機能に合った適切な運動も推奨されています。

そのような背景をふまえ、順天堂医院管理栄養士の有村芳子さんに栄養面でのご協力も得て、この本を監修させていただきました。本書では慢性腎臓病を悪化させる肥満、高血圧、糖尿病、脂質異常症などの改善法や、腎機能を守るための食事など、自分で簡単にできる具体的な方法80を紹介しています。本書を日ごろの慢性腎臓病の治療・予防にご活用いただければたいへんうれしく思います。

2015年初夏　都庁舎を眺めつつ
順天堂大学名誉教授
富野康日己

『健康図解PLUS 自分でできる！腎臓病カンタン療法80』 目次

PART

1

慢性腎臓病がよくわかる

患者数は成人の8人に1人にのぼると
いわれる慢性腎臓病は
自覚症状があらわれにくいため発見が遅れがちに。
どんな病気で、どのような検査で
みつかるのでしょうか。

慢性腎臓病

1

むくみ、貧血は「慢性腎臓病」のサインかも

■症状があらわれにくい慢性腎臓病

腎臓がどこにあるか、ご存じですか。両手を腰に当ててみてください。ちょうど背中にかかった親指のあたり、その少し背骨寄りに左右に1個ずつ、腎臓があります。**「腎臓の機能低下」**や、**尿にたんぱくがあらわれる「腎障害」がある状態を「慢性腎臓病（ＣＫＤ）」と呼んでいます。**慢性腎臓病の直接の原因となるのは、腎硬化症や糖尿病性腎症、痛風腎などの病気です（→13ページ）。

腎臓は「沈黙の臓器」といわれ、機能が低下しても症状があらわれにくいため、なんらかの症状を感じたときには、慢性腎臓病が進行していたということもめずらしくありません。

腎臓の働きが悪くなっているサインとして、左ページにあるような**むくみやだるさ**などがあげられます。さらに**尿量の変化、食欲不振**などがあると、慢性腎臓病が進行しているかもしれません。

そのほか、腎臓には急性の病気も起こり、発熱、頭痛、動悸、腰痛など、腎臓と結びつきにくい症状もあります。変だなと思ったら一度、受診することをおすすめします。

腎臓の病気であらわれるおもな症状

- むくみ
- だるさ
- 貧血
（息切れ、動悸、血色が悪い）
- 尿が泡立っている

↓

腎機能の低下、たんぱく尿

- 尿量の増加・減少
- 頻尿
- 強い倦怠感
- 全身がかゆい
- 目の充血
- 食欲不振、吐き気、下痢
- アンモニアのような口臭がする

↓

進行した慢性腎臓病（腎不全の状態）

※慢性腎臓病が急に悪化すると、急激に血圧が上がり、頭痛、めまい、肩こり、動悸などが起こることも

- 血尿、尿が濁る、尿に刺激臭や沈殿物がある
- 発熱
- 腰の鈍痛、わき腹の痛み

↓

腎盂腎炎などの尿路感染症、尿路結石、急性の腎臓の病気

※血尿はIgA腎症などの慢性糸球体腎炎でもあらわれる

むくみのチェック法

- □ 朝、まぶたが腫れている、顔がむくんでいる
- □ 指輪がきつい
- □ 靴がきつい
- □ 靴下のあとがはっきり残る

※慢性腎臓病があると顔や足がむくみやすい

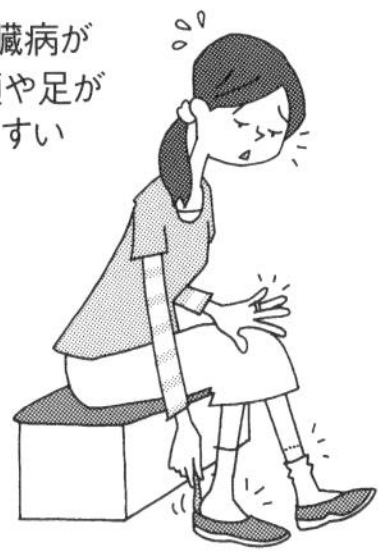

慢性腎臓病

2

成人の8人に1人が慢性腎臓病！生活習慣病が引き金に

■患者数1330万人の新たな国民病

慢性腎臓病はけっしてめずらしい病気ではなく、**患者数は日本の成人人口の約13%、1330万人にのぼります**。これは8人に1人という割合になり、新たな国民病といわれるのもうなずけます。

患者数が多い理由は、**慢性腎臓病の発症が生活習慣病と密接にかかわっている**からです。慢性腎臓病はいろいろな病気があって起こりますが、その多くに**高血圧、糖尿病、脂質異常症、高尿酸血症（痛風）、肥満などが関与**しているのです。

つまり、これらの持病がある人は、**慢性腎臓病のリスクが高い**ということになります。

そのほかに腎機能を低下させる要因としては、加齢、貧血、喫煙、家族に腎臓病の人がいることなどがあげられます。

中高年になると腎臓の機能は若いころよりも自然に低下し、そこに生活習慣病が加わると、さらに低下してしまいます。しかし生活習慣病を改善すれば、腎機能を維持することも可能です。

慢性腎臓病の原因になる病気

生活習慣病

高血圧→腎硬化症(→34ページ)
糖尿病→糖尿病性腎症(→34ページ)
高尿酸血症(痛風)→痛風腎

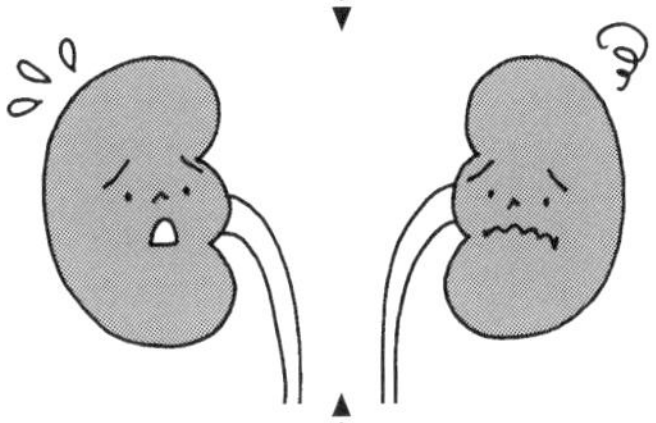

腎臓自体の障害

慢性糸球体腎炎
腎臓の糸球体という部分(→15ページ図)に慢性の炎症が起きて、血液をろ過する機能が低下し、慢性腎臓病になる。IgA腎症、膜性腎症など、多くのタイプがある。

多発性嚢胞腎
腎臓に水のたまった袋状のものが多数できて腎機能が低下し、慢性腎臓病を起こす。遺伝的要素が強い。

腎盂腎炎などの感染症
尿が集まる腎盂という部分が細菌などに感染して起こる。

ネフローゼ症候群
慢性糸球体腎炎などが原因で尿に大量のたんぱくが出る状態を指す。

その他の病気

ループス腎炎
自分の体を異物として攻撃してしまう「自己免疫疾患」のひとつ、全身性エリテマトーデスという病気から起こる。

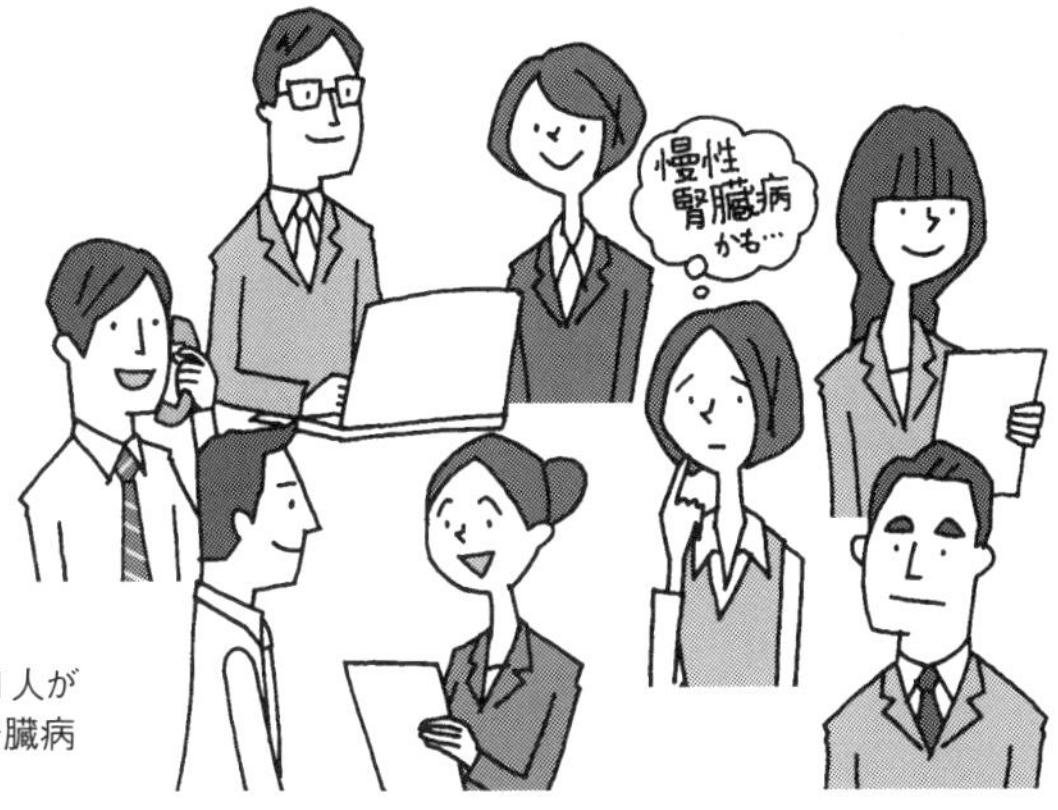

8人に1人が
慢性腎臓病

慢性腎臓病 3

尿をつくるだけじゃない、水分や電解質の調整も腎臓の役目

■ 1分間に1ℓ流れ込む血液をろ過

一個が120～150gの、握りこぶしくらいの大きさの腎臓。1個につき約100万個もある「ネフロン」という基本単位から成っています。ネフロンは1個の腎小体《じんしょうたい》と1本の尿細管から構成され、腎小体は、毛細血管の塊である「糸球体《しきゅうたい》」と、糸球体を包む「ボウマン嚢《のう》」から成っています。小さな腎臓ですが、1分間に約1ℓの血液が流れ込みます。

糸球体は尿をろ過するフィルターのようなもの。血液はこの中を通過する間に、必要な物と老廃物に分けられ、老廃物だけボウマン嚢に押し出されて尿細管に送られ、尿のもととなる「原尿《げんにょう》」になります。このように、**腎臓では老廃物を厳しく分別し、体に必要な物を再度取り込む**という重要な働きをしています。

そのほかにも、体の水分量を一定にする、私たちの体に欠かせない「電解質」という物質（ナトリウムやカリウム、リン、カルシウムなど）の濃度を調整することも腎臓の役目です。

腎臓の仕組みと働き

腎臓の断面

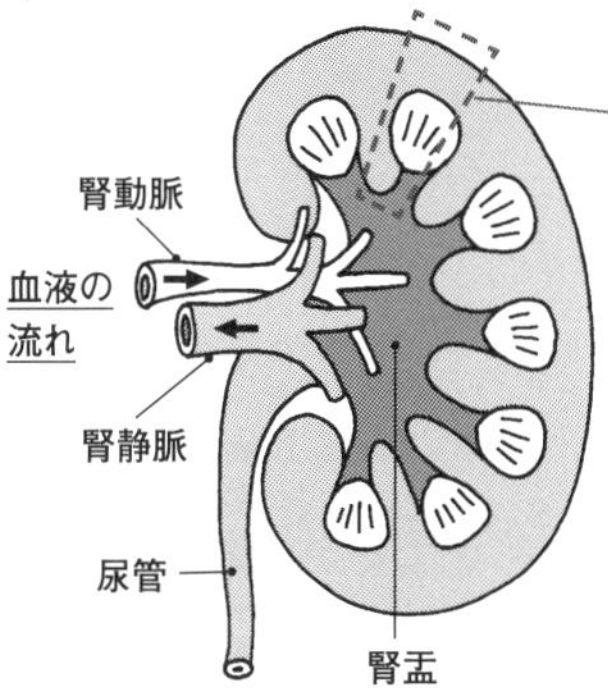

血液は腎動脈から腎臓に入っていく。腎臓でろ過されて老廃物を取り除かれた血液は、腎静脈から出ていく。腎臓に流れ込む血液の量は1分間に約1ℓ。これは心臓から送り出される血液の約20%にあたる。

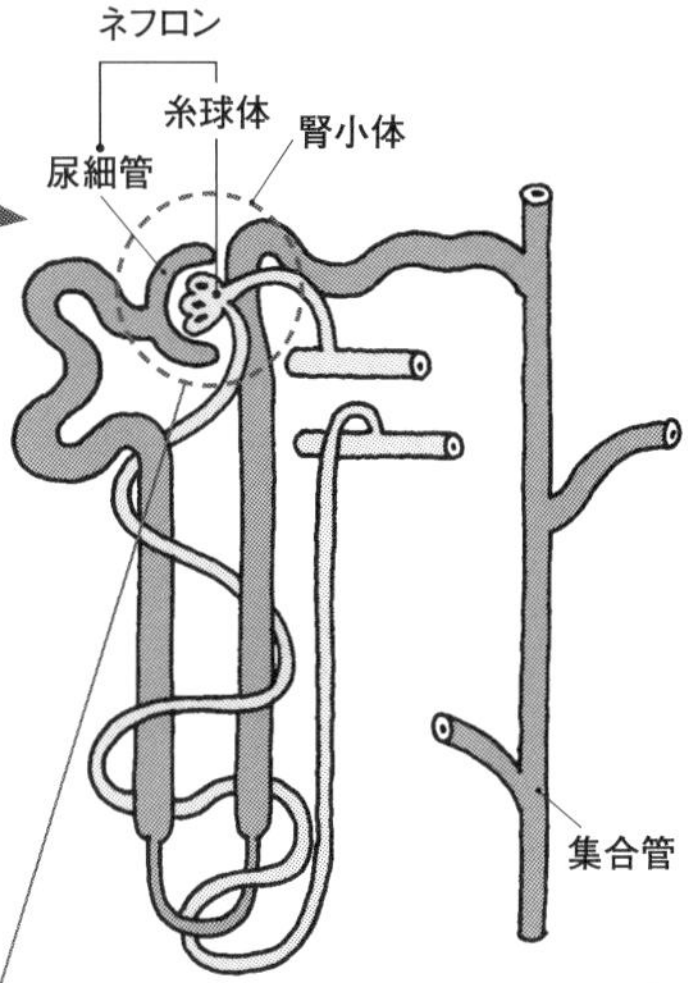

糸球体と尿細管からなる「ネフロン」は腎臓1個に約100万個もある。

腎小体の断面

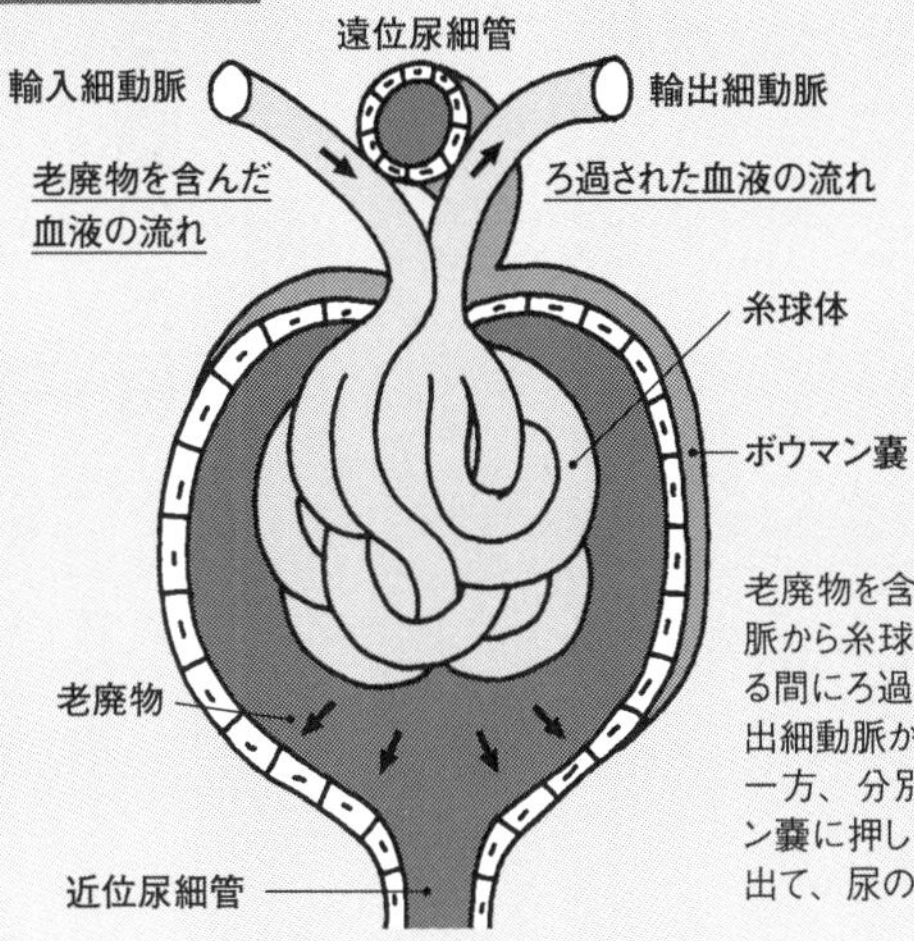

老廃物を含んだ血液は、輸入細動脈から糸球体に入る。糸球体を通る間にろ過され、きれいになって輸出細動脈から出ていく。
一方、分別された老廃物はボウマン嚢に押し出され、近位尿細管へ出て、尿のもとになる原尿となる。

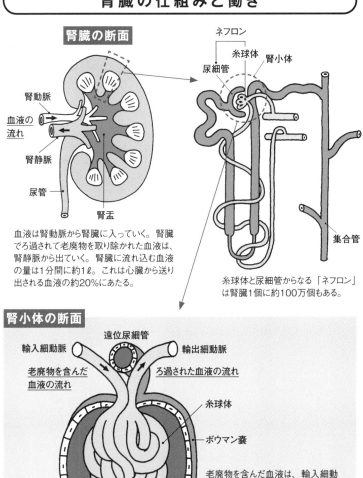

慢性腎臓病
4
慢性腎臓病では腎機能低下で老廃物が排泄されにくくなる

■漏れ出るはずのないたんぱく質が尿に出てくる

慢性腎臓病で腎機能が低下すると、**体内でつくられた老廃物が十分に排泄されなくなり、血液中に残ってしまいます**（図の①）。重症になると「尿毒症」を起こし、アンモニアの匂いのする口臭、食欲不振、動悸、頭痛、痙攣、意識障害など、全身にさまざまな症状があらわれます。

一方、慢性腎臓病によって糸球体の毛細血管が傷つくと、普通は漏れ出るはずのないアルブミンという分子の大きいたんぱく質が排泄されて尿に出てきます（図の②）。また、尿細管の働きが低下すると、小さな分子のたんぱく質を再吸収できなくなり、**多量のたんぱく質が尿に出てきます**（図の③）。

そのほか、腎臓から分泌されるホルモンの調節がうまくいかなくなることで、**血圧の上昇や貧血**が起こります。骨形成にかかわる機能も低下するので**骨粗しょう症が進んだり**、水分調節ができなくなって**むくみ**があらわれます（図の④）。

慢性腎臓病で損なわれる腎機能

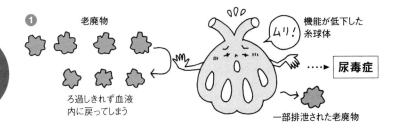

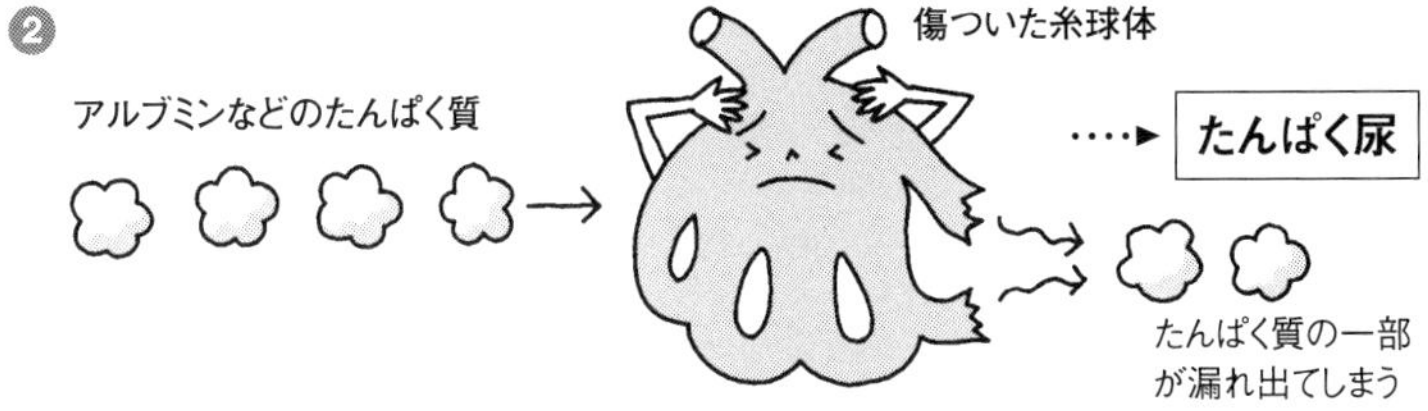

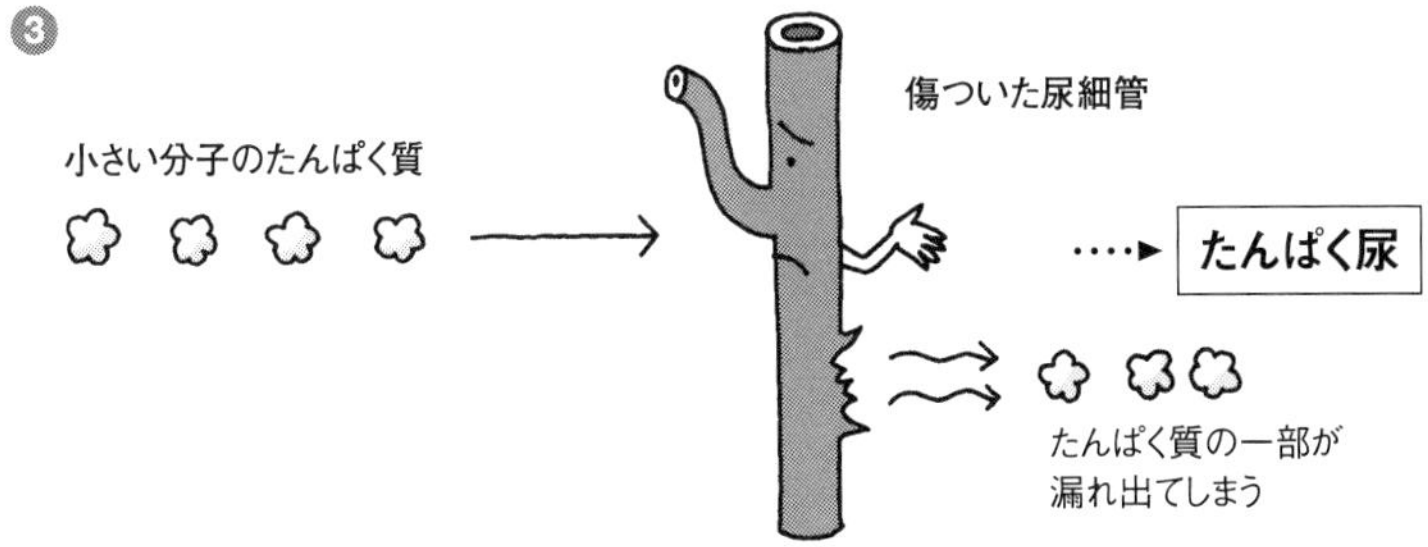

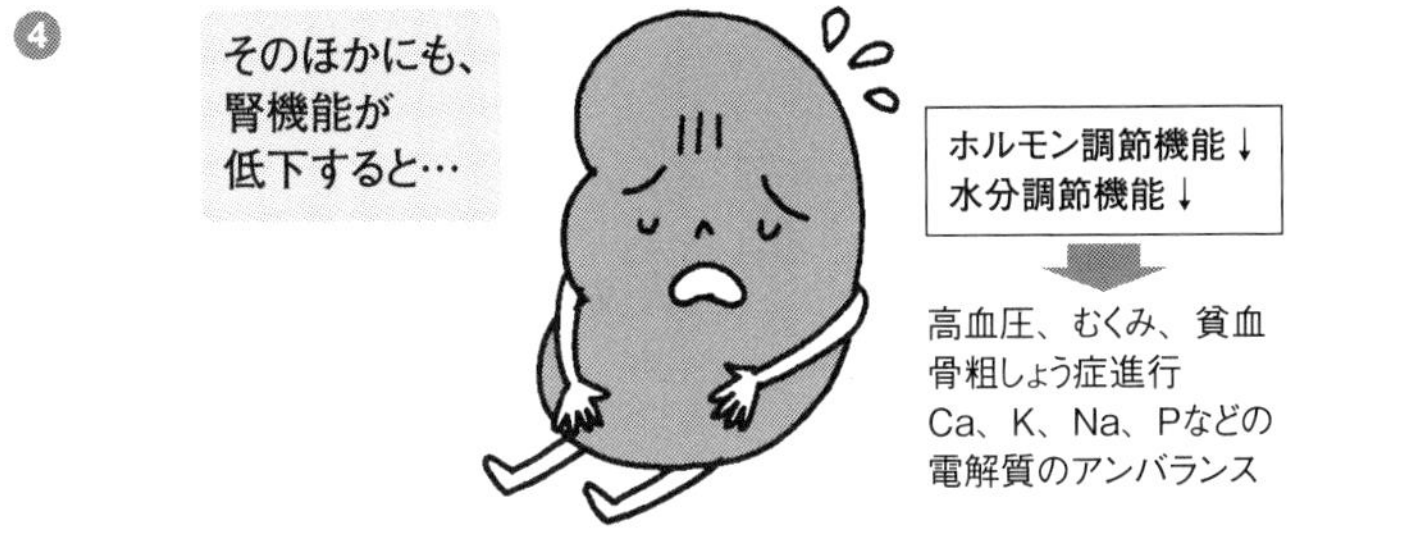

慢性腎臓病

5

検査でわかること［尿検査］
尿たんぱく、血尿、尿糖、尿のpH

■まず尿たんぱく、尿潜血、尿糖が調べられる

慢性腎臓病が疑われたら、尿検査と血液検査が行われます。尿は腎臓でつくられるため、尿を調べることで腎臓の状態をとらえることができます。尿検査ではおもに表のような項目について調べられます。

尿たんぱく検査（表の①）では、尿中にアルブミンというたんぱく質が漏れ出ていないかを調べます。たんぱく尿があると、糸球体が傷ついていると考えられます（→17ページ図の②）。陰性（−）、偽陽性（±）、陽性（＋）で判定され、**3カ月以上たんぱく尿が続くようなら、慢性腎臓病が疑われます。**なお、健康な人でも1日に150㎎程度のたんぱく質は出ています。

尿潜血検査（表の③）では、血尿があるかどうかを調べます。目で見てわからない微量の血液も検出します。陽性（＋）の場合は前立腺や膀胱などの病気の可能性もあるので、詳しく検査します。**たんぱく尿と血尿の両方が陽性の場合は、慢性腎臓病の可能性が高くなります。**

慢性腎臓病で調べるおもな尿検査項目

検査項目	検査内容
①尿たんぱく	尿に含まれるたんぱくの有無や量を、試験紙で−、±、＋判定。＋なら日を変えて継続性があるかどうかチェック
②微量アルブミン尿	少量のアルブミンも検出。とくに糖尿病性腎症の早期発見に役立つ。30mg/日以上だと慢性腎臓病の可能性あり
③尿潜血	尿中の血液の有無を試験紙で−、±、＋判定
④尿糖・ケトン体	尿に糖が出ているかを試験紙で−、±、＋判定。脂肪が分解されてできるケトン体が多いと糖尿病の進行が考えられる
⑤尿沈渣	尿を遠心分離器にかけて、円柱（血球や細胞などのかたまり）や細菌の有無などを見る。円柱や変形した血球が多いと慢性腎臓病が疑われる
⑥尿のpH	尿が酸性かアルカリ性かを見る。酸性なら糖尿病や高尿酸血症が、アルカリ性なら尿路感染症の可能性がある

尿糖（表の④）は尿中にブドウ糖が出ているかどうかを調べる検査です。ブドウ糖はほとんどが再吸収されますが、血糖値が160〜180mg／dℓ以上になると再吸収しきれなくなり、尿中に漏れ出てきます。陽性の場合は糖尿病が疑われ、糖尿病性腎症かどうかの診断に用いられます。また、糖尿病がある人では、わずかな量のアルブミンの有無を調べる微量アルブミン尿（表の②）も検査します。そのほか、尿の沈殿物を見る尿沈渣、尿の酸・アルカリを見る検査などが行われます（表の⑤⑥）。

■起床後、最初の尿を取って調べる

腎機能を詳しく検査する場合は、朝起きた最初の尿を取るように言われます。24時間尿をためて調べる蓄尿検査もあります。

慢性腎臓病

6 検査でわかること［血液検査］クレアチニン濃度、GFR

■ **血液中の老廃物の量で腎機能がわかる**

慢性腎臓病では尿検査のほかに、血液検査が行われます。腎機能が低下すると血液をろ過する力が落ちて、血液中にいろいろな老廃物が含まれるようになるため、血液中の老廃物を調べると腎臓の状態がわかります。検査に使われる老廃物は、筋肉でつくられる**クレアチニン**というたんぱく質（表の①）、全身の細胞でつくられる**シスタチンC**というたんぱく質（表の②→30ページ）、血液に含まれる**尿素窒素**（表の③）、プリン体が分解されて生じる**尿酸**（表の④）などがあります。

慢性腎臓病の診断の指標として重要なのが、GFR（＝糸球体ろ過量）という値です。これは1分間にどれくらいの量の血液をろ過できるかを表すものです。実際の量を測ることはできないので、血清クレアチニン値から計算して算出されます。算出された値を推算糸球体ろ過量（e-GFR）といい、実際のGFRとは少し誤差があります。

さらに詳しくGFRを見るには、クレアチニンクリアランスという検査法やイヌリンクリアラン

慢性腎臓病で調べられるおもな血液検査項目

検査項目	健康な人の基準値	検査内容
①血清クレアチニン	男性:0.6〜1.0mg/dℓ 女性:0.5〜0.8mg/dℓ	GFR算出のもとになる検査値。腎機能低下で値が上がる
②血清シスタチンC	男性:0.63〜0.95mg/ℓ 女性:0.56〜0.87mg/ℓ	腎機能が低下すると値が上昇。早期発見に役立つ
③血清尿素窒素(BUN)	9〜21mg/dℓ	血液中の尿素に含まれる窒素の値。高値だと腎機能低下
④尿酸	男性:3.5〜6.9mg/dℓ 女性:2.3〜6.0mg/dℓ	プリン体が分解されて尿酸ができる。排泄低下で値が上昇
⑤電解質	カリウム(K): 3.6〜5.0mEg/L ナトリウム(Na): 137〜146mEg/L	K、Naなどの電解質を調べる。慢性腎臓病が進行するとバランスが崩れる

スという検査法があります。

■血清クレアチニン値は大切な目安

とくに**血清クレアチニン値は腎機能を見る目安になります。**クレアチニンは体内で生成された量とほぼ同じ量が尿中に排泄されています。しかし腎機能が低下すると排泄が不十分になり、血液中の値が高くなります。基準値を少しオーバーしたくらいでも、すでに腎機能が半分以下になっていることが多いといわれます。そのため、基準値内でも検査値が上限に近ければ、慢性腎臓病に注意する必要があるでしょう。

そのほかの検査としては、超音波検査やＣＴ検査などで腎臓の形や腫瘍の有無などを見る画像診断や、腎臓の組織を採取して調べる腎生検などが必要に応じて行われます。

※『CKD診療ガイド2012』の資料をもとに作成。

	A1	A2	A3
	30 未満 （正常）	30 〜 299 （微量アルブミン尿）	300 以上 （顕性アルブミン尿）
	0.15 未満 （正常）	0.15 〜 0.49 （軽度たんぱく尿）	0.50 以上 （高度たんぱく尿）
	生活改善、食事療法の開始、原因疾患の治療、危険因子の治療		
	生活改善、食事療法、原因疾患の治療、危険因子の治療		
	生活改善、たんぱく質、カリウム、リンの摂取制限開始、原因疾患の治療、危険因子の治療、腎機能低下の症状の軽減		
	生活改善、たんぱく質、カリウム、リンの摂取制限、原因疾患の治療、危険因子の治療、腎機能低下の症状の軽減		
	生活改善、たんぱく質、カリウム、リンの摂取制限、原因疾患の治療、危険因子の治療、腎機能低下の症状の軽減、透析療法の検討		
	透析療法もしくは腎移植の導入、生活改善、たんぱく質、カリウム、リン、水分の摂取制限、原因疾患の治療、危険因子の治療、腎機能低下の症状の軽減		

※末期腎不全、心血管疾患による死亡のリスクが変化。

低	軽	中	高

慢性腎臓病 7

ステージはG1〜G5、A1〜A3に分けられ、治療法も生活改善も異なる

■まずステージの把握から

慢性腎臓病の重症度は、GFRと尿たんぱくの検査値で評価されます。糖尿病がある場合には、尿たんぱくの代わりに尿アルブミンの値を用います。

GFRによるステージ（進行度）はG1からG5に分けられ、G5が最も重症になります。たんぱく尿に

慢性腎臓病の重症度分類（ステージ）と治療

				尿たんぱく区分
			糖尿病があるとき	尿アルブミン（mg/日）
			糖尿病がないとき	尿たんぱく（g/日）
腎機能（GFR区分）	腎機能良 ↑	G1	正常または高値	90 以上
		G2	正常または軽度低下	60 ～ 89
		G3a	軽度～中等度低下	45 ～ 59
		G3b	中等度～高度低下	30 ～ 44
		G4	高度低下	15 ～ 29
	↓ 腎機能不良	G5	末期腎不全	15 未満

あなたのステージは　G［　　　］　A［　　　］

よる分類はA1～A3に分けられ、A3が重症になります。GとAの両方から、腎機能の低下状態を見るだけでなく、慢性腎臓病に合併しやすい狭心症や心筋梗塞などの心血管疾患や、慢性腎臓病の終着点ともいうべき末期腎不全のリスクの高さも視野に入れて治療が行われます。

　慢性腎臓病と診断されたら**自分のステージを把握**して、治療・生活改善をスタートさせてください。

慢性腎臓病

8

放置すると透析療法が必要になり、心血管疾患のリスクが跳ね上がる

■腎不全が進むと透析治療に。心疾患のリスクも高くなる

慢性腎臓病は進行すると腎臓が働かなくなる**腎不全**に陥ります。さらにGFRが15以下になると末期腎不全と診断され、腎臓から老廃物がほとんど排泄できなくなるため、**透析療法あるいは腎移植を考える**ことになります。腎移植は実現がむずかしいことが多く、ほとんどの患者さんが透析療法を受けています。現在、わが国の透析患者数は約31万人、新しく透析療法を始める人は毎年4万人近くにのぼります。

さらに、慢性腎臓病の影響は腎臓だけにとどまらず、多くの臓器に及びます。腎機能が低下すると水分や余分な塩分(ナトリウム)の排泄がうまくいかなくなります。そのため血液量が増加して血圧が上がります。また、血圧調整機能をもつレニンという酵素も腎臓からの分泌がうまくいかなくなり、ますます血圧が高くなります。こうして高血圧の状態が続くと動脈硬化が促進され、血管内部は細くなり、狭くなったり詰まりやすくなったりします。

慢性腎臓病のステージ別心血管死のリスク

			A1	A2	A3
	尿アルブミン (mg/日)	10以下	10～29	30～299	300以上
	105以上	0.9	1.3	2.3	2.1
G1	90～104	…	1.5	1.7	3.7
G2	75～89	1	1.3	1.6	3.7
	60～74	1.1	1.4	2	4.1
G3a	45～59	1.5	2.2	2.8	4.3
G3b	30～44	2.2	2.7	3.4	5.2
G4	15～29	14	7.9	4.8	8.1

※健常者群との比較。1は両群の発症のリスクが同じであることを示す。数字が大きくなるとリスクが高くなる。
※『CKD診療ガイド2012』の資料をもとに作成。

リスク度
低	軽	中	高

とくに**心臓や脳の血管への影響は大きく**、心血管障害や脳血管障害を起こしやすくなります。図のように、**慢性腎臓病のステージが上がると心血管疾患による死亡のリスクが非常に高くなる**ことがわかっています。ステージG4で尿たんぱく区分がA3だと、8・1倍にもなります。注意したいのは、慢性腎臓病の初期でもけっしてリスクが低くないことです。

■糖尿病、高血圧などの原因疾患も悪化

糖尿病や高血圧、脂質異常症から慢性腎臓病になると、これらの疾患と慢性腎臓病が相互に影響し合って、どちらも悪化させることになり、さらに心疾患や脳血管障害のリスクも上がります。慢性腎臓病は絶対に放置せず、薬+本書の自力療法で悪化を防ぎましょう。

慢性腎臓病
9

壊れた腎臓の細胞は再生しにくい 腎機能の維持が治療の目標

■大きく分けて3種類の薬を使う

慢性腎臓病の治療では薬物療法が行われます。ステージや病状、原因疾患、合併症に合わせて、薬が選択されます。用いる薬は大きく三つに分けられます。

①慢性腎臓病の原因となる疾患を改善する薬（表1）

高血圧が原因の腎硬化症や糖尿病性腎症、高尿酸血症（痛風）が原因の痛風腎から慢性腎臓病が起こった場合は、高血圧、糖尿病、痛風の治療薬を併用します。IgA腎症やネフローゼ症候群が原因の場合は炎症を抑えるステロイド薬や、免疫抑制薬、血栓（血のかたまり）ができるのを防ぐ抗血小板薬や抗凝固薬が用いられます。

②腎機能低下による症状を改善する薬（表2）

利尿薬でむくみを軽減したり、貧血や体の電解質バランスの異常を改善する薬を使います。

③慢性腎臓病を悪化させる要因を改善する薬（左ページ☆印）

慢性腎臓病の治療に使われるおもな薬

表1：原因疾患を改善するおもな薬	
高血圧治療薬	血管拡張薬、カルシウム拮抗薬、利尿薬など
糖尿病治療薬	インスリン抵抗性阻害薬、食後高血糖改善薬、インスリン分泌を促す薬、インスリンを補う薬など
高尿酸血症治療薬	尿酸生成抑制薬など
脂質異常症治療薬	コレステロール合成抑制薬など
慢性糸球体腎炎の治療薬	免疫抑制薬、副腎皮質ステロイドホルモン、抗血小板薬、抗凝固薬など

☆悪化させる要因を改善する薬でもある

表2：腎機能低下による症状を改善するおもな薬	
むくみ	利尿薬
貧血	造血促進薬
高カリウム血症	利尿薬、カリウム排泄促進薬
高リン血症	リン吸着薬
代謝性アシドーシス	酸性に傾いた血液などの体液を中和する
骨の代謝異常	活性型ビタミンD製剤で骨の生成を促す
尿毒症	球形吸着炭で症状を起こす物質を吸着する

※ステージの進行につれて、使用する薬は増えていく。

高血圧や高血糖など、原因疾患のほかの危険因子を軽減する薬を服用します。

■薬は長期間飲み続ける

残念ながら現時点では慢性腎臓病を完治させる治療法はありません。治療の目標は腎機能の維持と、病気の進行を遅らせることに置かれます。薬は基本的に長期間飲み続けます。

とくに薬物療法だけでなく、食事療法や生活改善を組み合わせて行うことが、最も重要になります。

慢性腎臓病

10 慢性腎臓病は薬物療法だけじゃダメ！ 薬＋生活全般の改善で悪化阻止に努める

慢性腎臓病は薬物療法だけでは悪化を防ぐことはできません。**食事療法、運動療法を中心に生活全般を見直して腎臓に負担をかけない生活に切り替えることが必要です。** なぜなら、慢性腎臓病には高血圧、糖尿病、脂質異常症、肥満などの生活習慣病が深く関係しているからです。腎臓だけに気を配って生活習慣病の管理がおろそかになっていたのでは、慢性腎臓病の悪化を押しとどめることはできません。IgA腎症などが原因の、生活習慣病とのかかわりが少ない慢性腎臓病でも、薬物療法だけでなく、やはり食事療法や運動療法は必要です。

■薬だけでは慢性腎臓病の進行は止められない

最近、「**腎臓リハビリテーション**」という考え方が注目を集めています（左ページ参照）。患者の生活全般に医師や看護師、管理栄養士、理学療法士などが積極的に包括的介入をし、慢性腎臓病の進行を少しでも遅らせようとするものです。慢性腎臓病と診断されたら、医師との連携を密にして指導に従い、悪化を遅らせるよう努めてください。

薬物療法＋食事・運動療法＋生活改善で慢性腎臓病悪化を防ぐ

腎臓リハビリテーション

原因疾患・生活習慣病の薬物療法

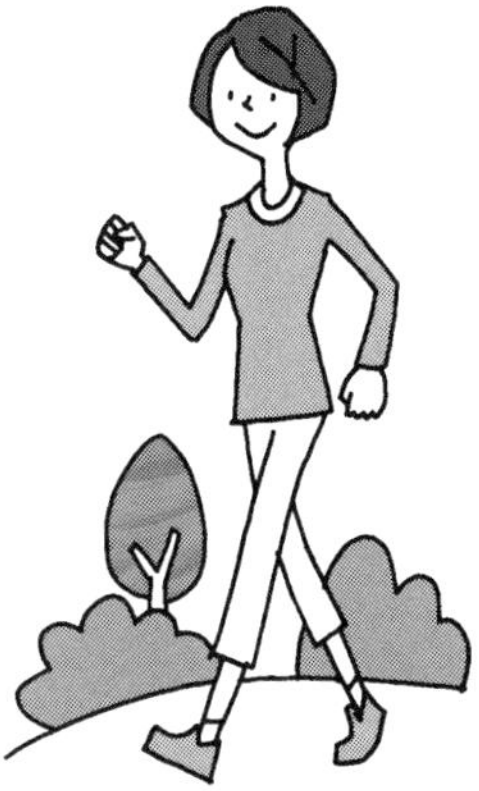

生活習慣病（危険因子）の改善

・食事療法　・運動療法

メタボ・肥満の改善

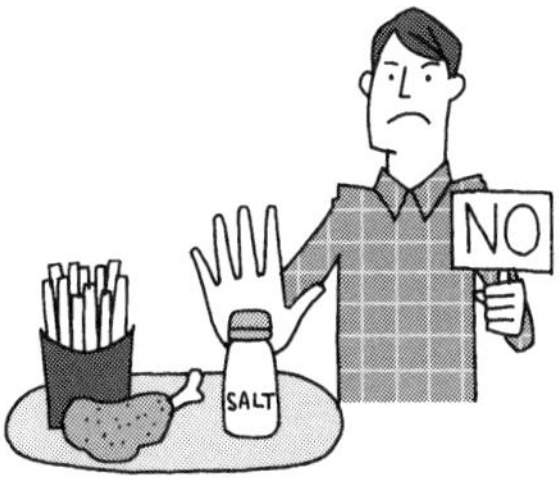

その他の生活習慣の改善

・禁煙　・適度な飲酒
・休養　・十分な睡眠
・ストレスをためない
など

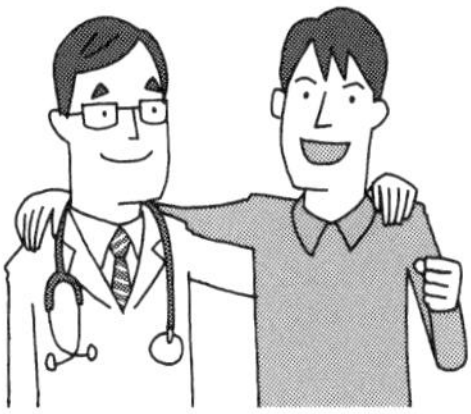

医療チームとの連携も重要

慢性腎臓病改善
心血管疾患と
末期腎不全を防ぐ

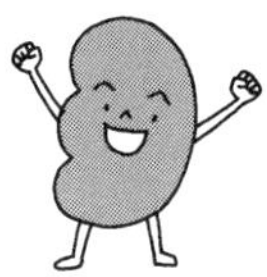

COLUMN

血清シスタチンC値を調べることで腎機能低下の早期発見も可能に！

■筋肉量や年齢、性別に左右されず、初期にも変化があらわれる

血清クレアチニン値（→21ページ）は腎臓のろ過機能の目安になります。しかし、その値は筋肉の量に左右され、筋肉質な人のほうが値が高くなるという傾向があります。たとえば筋肉量の少ない高齢者や女性では、腎機能低下が進んでいるのにクレアチニン値が低く、基準値であるというケースもあります。そこで最近はシスタチンCというたんぱく質を測る検査法がよく用いられるようになってきています。シスタチンCは分子が小さく、糸球体ですべてろ過されます。しかし腎機能が低下するとろ過しきれなくなって血液中に残ってしまい、血清シスタチンC値は高くなります。**基準値は0・5〜1・0㎎／ℓ**。**年齢や性別、筋肉量などの影響を受けにくい**のが特徴です。

また、クレアチニン値が基準値を超えるのは腎機能が50％以下になってから。つまり早期に異常を発見しにくいという問題があります。一方、シスタチンC値は腎機能の低下の初期の段階から数値に異常があらわれるため、**早期発見にも役立ちます**。

PART 2

慢性腎臓病を悪化させない

食事療法

慢性腎臓病の治療には薬だけでなく
食事療法の実践が不可欠。
塩分制限、カロリーダウンなど、
毎日の食生活の見直しで
腎機能の維持に効果が期待できます。

自力療法

1

食事の改善、待ったなし！ たとえ軽度でも、いますぐ始めよう

対象ステージ G1〜G5

■自分のステージに合わせた食事療法が重要

腎臓の役目は体に必要なものを再吸収し、老廃物を排泄すること。1日に大量の血液が流れ込み、腎臓は休みなくろ過作業を行っており、食事内容の影響を受けやすい臓器といえます。そのため、慢性腎臓病の治療には食事療法が欠かせないのです。

たとえステージG1やG2（→22ページ）の軽度でも、**すぐに食事療法を始めましょう。**「慢性腎臓病予備軍」と診断された人も、早めに食生活の改善を実践します。「体調が悪くなってから」では遅いのです。まず摂取エネルギーを見直して、**適正量（→38ページ）以上を食べない**ようにします。次に重要なのは**塩分（食塩）の制限。1日6g未満を目標に**します。慢性腎臓病予備軍の人もできるだけこの数字に近づけるようにしましょう。ステージがG3以上になると、たんぱく質、カリウム、リンの制限があり、G5では水分摂取にも気をつける必要があります。

進行すると厳しい食事制限が必要になります。悪化させないために、今日からスタートさせましょう。

各ステージの食事療法の一覧

ステージが進むごとに制限内容が増え、複雑になっていく

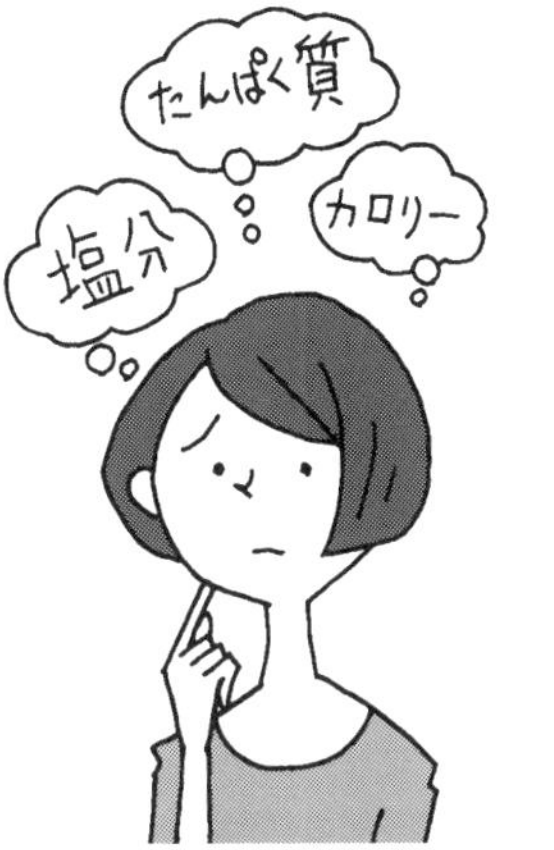

※たんぱく質制限量は標準体重1kgにつき。

				水分摂取を控える（透析療法導入後）
		リンの摂取量減らす	リンの摂取量減らす	リンの摂取量減らす
		ステージG3bからカリウム制限 1日 **2000mg以下**に（高カリウム血症がある場合）	カリウム制限 1日 **1500mg以下**に（高カリウム血症がある場合）	カリウム制限 1日 **1500mg以下**に（高カリウム血症がある場合） 透析療法導入後は 1日 **2000mg以下**
		たんぱく質制限 1日 **0.8〜1.0g/kg**	たんぱく質制限 1日 **0.6〜0.8g/kg**	たんぱく質制限 1日 **0.6〜0.8g/kg** 透析療法導入後は **1.0〜1.2g/kg**
適正エネルギー量を摂取（→38ページ）	適正エネルギー量を摂取（→38ページ）	適正エネルギー量を摂取（→38ページ）	適正エネルギー量を摂取（→38ページ）	適正エネルギー量を摂取（→38ページ）
塩分制限 1日**6g未満**に	塩分制限 1日**6g未満**に	塩分制限 1日**6g未満**に	塩分制限 1日**6g未満**に	塩分制限 1日**6g未満**に
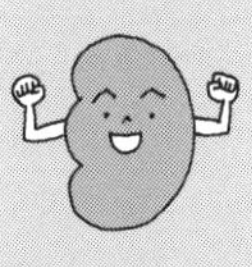	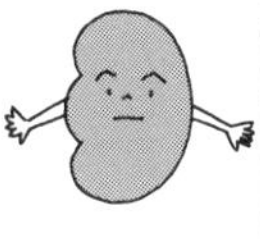	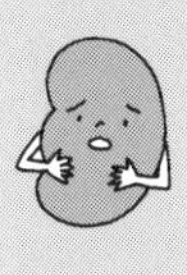	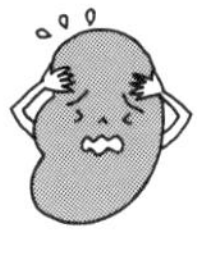	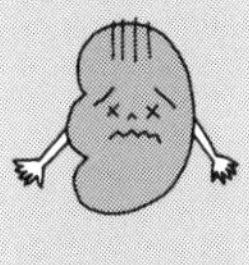
ステージG1	ステージG2	ステージG3	ステージG4	ステージG5

※「慢性腎臓病に対する食事療法基準2014年版」をもとに作成。

自力療法 2

糖尿病と高血圧は慢性腎臓病を悪化させる 予備軍でも発症リスクが1・5～3倍に

対象ステージ G1～G5

■高血糖、高血圧が腎臓の糸球体を傷つける

糖尿病は血液中のブドウ糖濃度（血糖）が高い状態が続く病気です。多くは体質や生活習慣が発症にかかわる2型糖尿病です。高血糖状態が長年続くと、毛細血管がダメージを受けて傷つき、動脈硬化が起こります。腎臓の糸球体は毛細血管のかたまりで、高血糖の影響を受けやすく、糖尿病があると糖尿病性腎症を引き起こします。一方、高血圧でも血管が傷つき、動脈硬化を起こします。腎臓の糸球体が傷つくだけでなく、腎機能の低下によって腎臓がもつ血圧調整機能も落ちるため、さらに血圧を上げるという悪循環に陥ってしまいます。その結果、腎臓が硬く小さくなる腎硬化症を発症してしまいます。

食べすぎをなくし塩分制限を守るなど、**高血糖や高血圧を改善する食事療法**（→58～81ページ）や**運動療法、生活の改善**を行うことで、**腎機能が維持できる**ことがわかっています。さらに慢性腎臓病の予備軍にも改善効果があります。本書の自力療法を実践してみましょう。

慢性腎臓病の大敵！　糖尿病と高血圧

高血圧や糖尿病があると慢性腎臓病予備軍もリスクアップ！

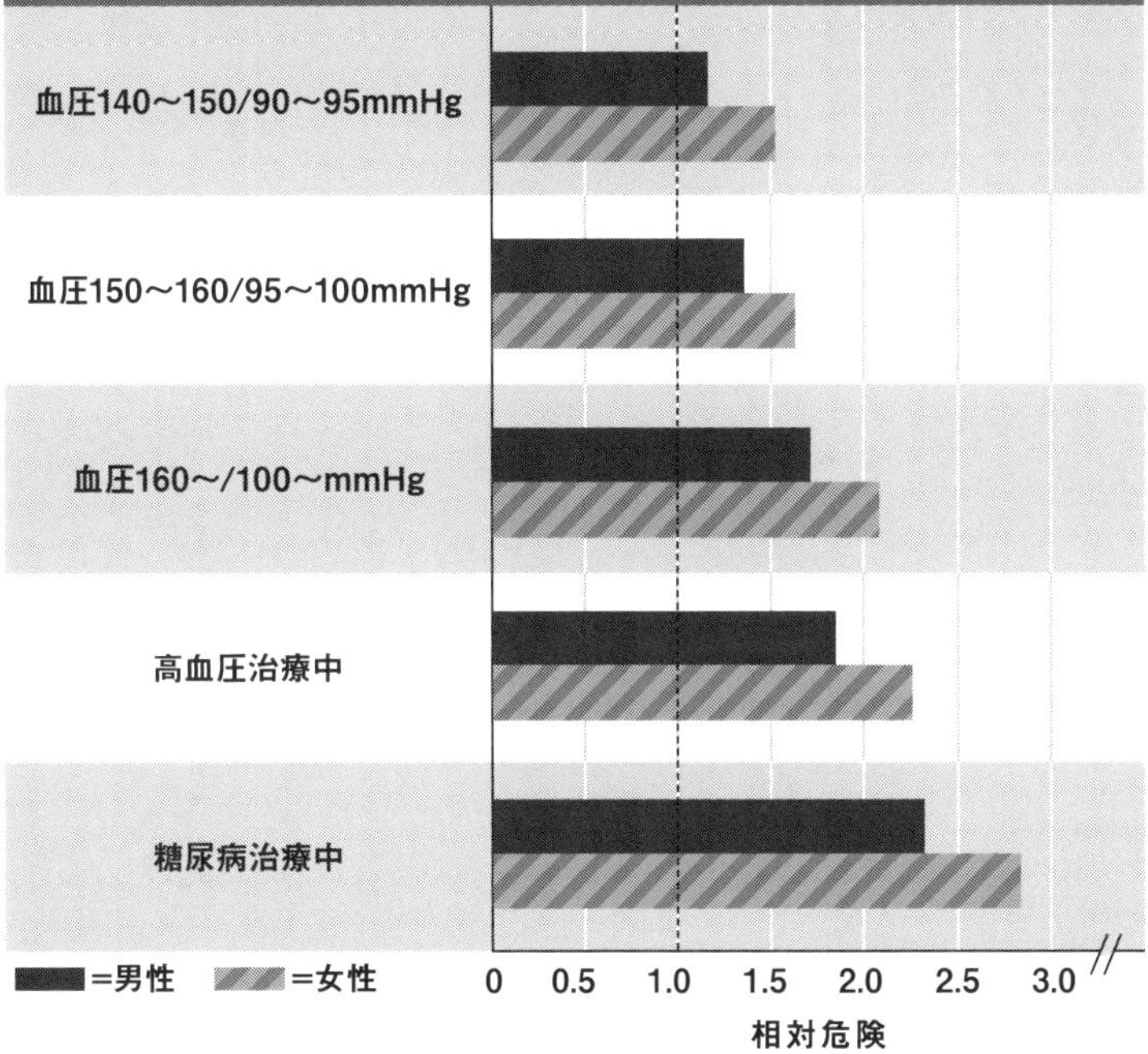
血圧140〜150/90〜95mmHg
血圧150〜160/95〜100mmHg
血圧160〜/100〜mmHg
高血圧治療中
糖尿病治療中
=男性
=女性
0
0.5
1.0
1.5
2.0
2.5
3.0
相対危険

※10年間にたんぱく尿が出現する相対リスク。高血圧や糖尿病のない人を1とした場合の相対危険度を表す。※『CKD診療ガイド2012』の資料をもとに作成。

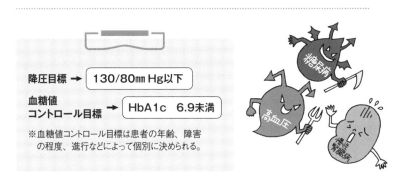

降圧目標 → 130/80㎜ Hg以下

血糖値コントロール目標 → HbA1c　6.9未満

※血糖値コントロール目標は患者の年齢、障害の程度、進行などによって個別に決められる。

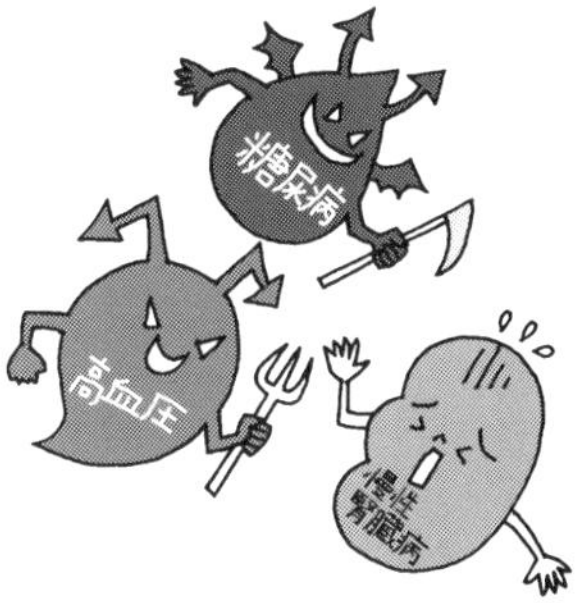

自力療法
3
太っているだけで慢性腎臓病のリスクアップ！メタボが腎臓をダメにする

対象ステージ G1〜G5

■**BMI22に近づけて、リンゴ型肥満を解消**

太っている＝**BMI（体格指数）25以上**だと、腎機能の低下を促進して、慢性腎臓病のリスクを高めます。**リンゴ型肥満**といわれる、おなかの内臓に脂肪がつくタイプならさらに要注意。内臓脂肪は、①血糖値を上げる、②血圧を上げる、③中性脂肪やコレステロールを増やすなど、体にさまざまな悪影響を与えるため、皮下脂肪がつく洋ナシ型肥満に比べて、慢性腎臓病を引き起こしやすいのです。さらに肥満に高血圧や糖尿病などが合併した「**メタボリックシンドローム**（メタボ）」という状態になると、ますます腎機能低下のリスクが高まります。

慢性腎臓病の改善・予防にはメタボ対策、肥満対策が不可欠です。自分の目標体重（↓39ページ）に近づけるよう、食べすぎや脂肪のとりすぎに注意して摂取エネルギー量を抑える食事療法（↓46〜57ページ）や生活改善など、本書にある自力療法を実行しましょう。**肥満の解消は腎臓だけでなく、血圧や血糖値の改善にも**つながります。

肥満、メタボは腎臓をダメにする!

あなたはだいじょうぶ?

体格指数 **BMI** = 体重(kg) ÷ 身長(m) ÷ 身長(m)

- BMIが**25以上** → 肥満
- **18.5以上25未満** → ふつう
- **18.5以下** → やせ

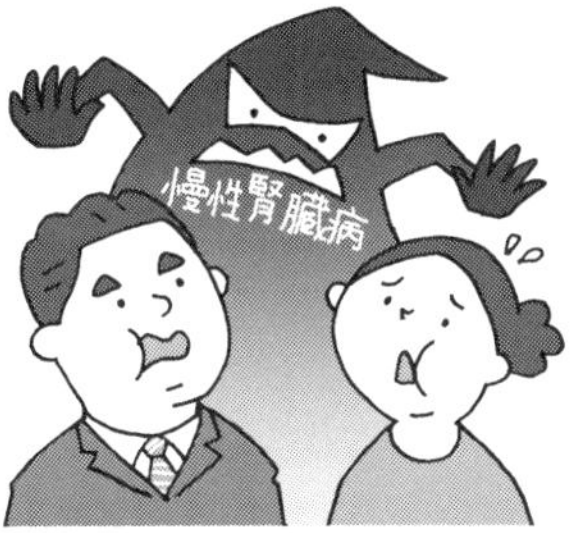

メタボチェック

1. おへその高さの腹囲
男性**85cm以上** 女性**90cm以上**
2. 中性脂肪**150mg/dℓ以上**
あるいはHDLコレステロール
40mg/dℓ未満
3. 血圧収縮期血圧**130mmHg以上**
あるいは
拡張期血圧**85mmHg以上**
4. 空腹時血糖値**110mg/dℓ以上**

↓

1～4のうち、2つが当てはまれば

メタボリックシンドローム

BMIは末期腎不全の発症を予測

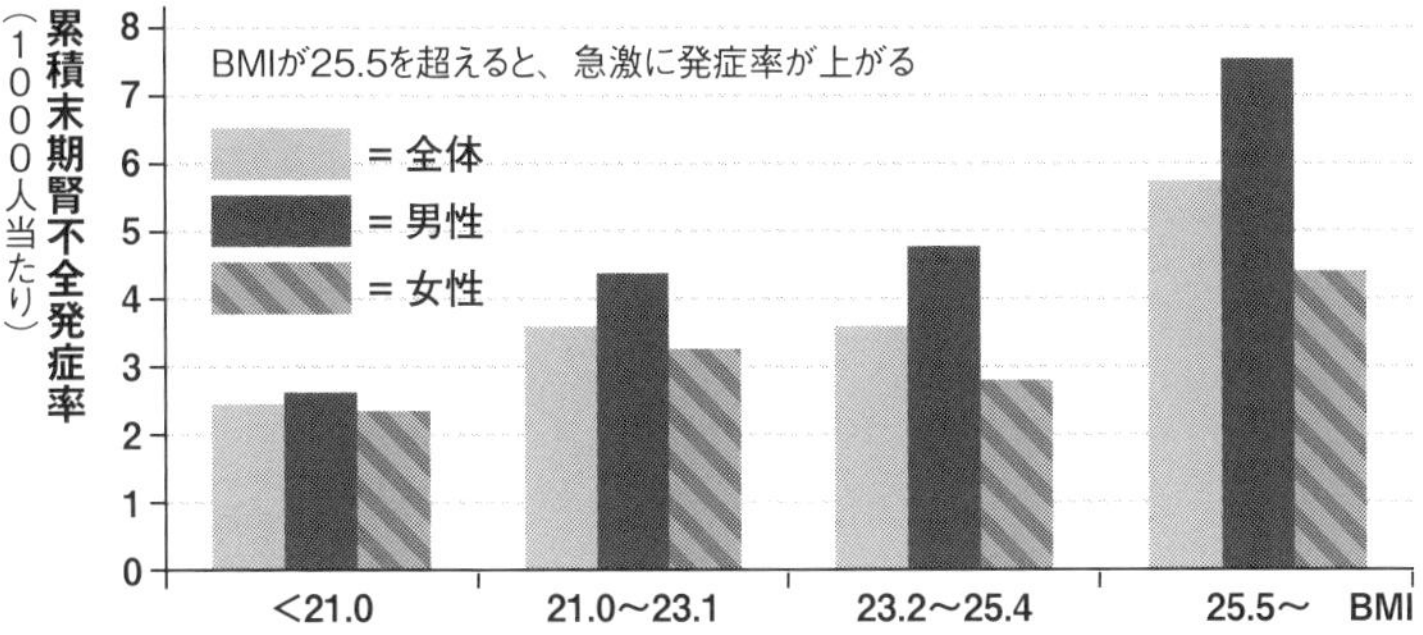

※1983年の沖縄県のコホート研究による報告。『CKD診療ガイド2012』の資料をもとに作成。

自力療法

4

「だいたいこれくらい」ではダメ！ 適正摂取エネルギー量をしっかり把握

対象ステージ G1〜G5

■必要なエネルギー量を知る、「食事日記」で食生活を見直す

慢性腎臓病と診断されたら、まず減量です。とくに体格指数（BMI）25以上の肥満の人はいますぐ始めましょう。逆にやせすぎの人（BMI 18・5以下）は体重を増やして標準体重に近づけるようにします。それにはまず、**自分に適量の1日の摂取エネルギー量を知る**ことが必要です。

適正摂取エネルギー量は標準体重から算出されます（左ページ参照）。しかし、たとえば1日に1800㎉といわれてもピンときません。最初は医師に紹介された管理栄養士から説明を受けるようにしましょう。そして、**食生活の見直しは「食事日記」をつける**ことから始めます。左ページのような日記を、まず2週間つけて管理栄養士といっしょに改善点を洗い出し、実行できそうな減量プランを立てます。急激な減量は体に悪く、長続きしません。**1カ月1kg減を目標**にしましょう。ステージがG1〜G3の人は医師に運動プログラムを組んでもらって、**運動療法も並行**して行えば、さらに効果が上がるでしょう。

適正摂取エネルギー量を知ろう

適正摂取エネルギーの求め方

❶ 目標体重はBMI22になる体重（＝標準体重）

身長（m）		身長（m）		体格指数 BMI		目標体重（kg）
	×		×	22	＝	

❷ 適正摂取エネルギーを計算

目標体重（kg）		推奨摂取エネルギー（kcal）		1日の推奨摂取エネルギー（kcal）
	×		＝	

推奨摂取エネルギー量はBMI25以上の人は20～25kcal、BMI25未満の人は25～35kcalを入れる。ただし活動量や年齢、性別、糖尿病の有無などで異なるので管理栄養士に決めてもらおう。

食事日記を2週間つけてみよう

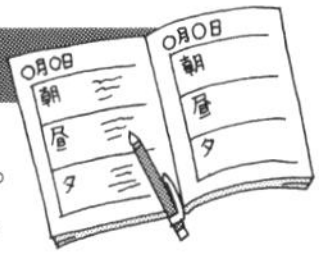

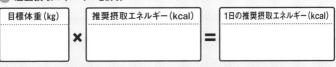

食材をひとつずつ書き出し、食事の時間やふだんと違うことがあったら記入する。シンプルなほうが続けやすい。スマートフォンのアプリで記録するのもおすすめ。

【日記の例】

	献立	食材	備考
朝食	パン食	パン、バター、マーマレード、コーヒー（ミルク入り）	コーヒーのミルクも忘れずに！
昼食	そば屋で外食	ざるそば（そば、ねぎ、のり、そばつゆ）、コーヒー（ミルク入り）	
間食		クッキー、缶コーヒー	
夕食	飲み会メニュー	唐揚げ、卵焼き、ほっけ、枝豆、フライドポテト、もずく、焼き鳥（砂肝、ハツ、ネギま、皮）、刺身（赤身、いか、たこ、あじ）、焼きおにぎり（タラコ）、しょうゆ、わさび、生ビール（ジョッキ1）、焼酎（お湯割り5杯）	アルコールもしっかり記入！ 18:30～22:30
その他		夜食にミニカップうどん	23:30頃に食べた

自力療法 5

心臓にいい食事は腎臓にもいい！心腎連関という考え方

対象ステージ G1〜G5

■心臓をいたわる食事が腎機能低下を改善する

慢性腎臓病が悪化すると、狭心症や心筋梗塞などの心臓の血管系の病気のリスクがぐんと高くなります（➡25ページ）。腎臓と心臓は相互に影響し合い、その関係の深さから、最近では「**心腎連関**」という考え方をもとに、双方を診る治療が行われています。

食生活の点でも、**心臓にいい食事は腎臓にもよく、慢性腎臓病の予防や悪化防止に効果が期待できます**。そのポイントは左ページにあるように、**食べすぎない、塩分を控える、動物性脂肪やコレステロールを控える、バランスのよい食事内容にする**など。これらは高血圧や糖尿病、脂質異常症、肥満などの生活習慣病の予防にもつながる食事療法です。

慢性腎臓病でステージG1、G2の人は今日から食生活を見直して、腎臓と心臓の機能を守る努力を始めましょう。ただし、ステージがG3以上の人では、たんぱく質やミネラルの制限が必要になるので、医師の指導に従いましょう。

心臓と腎臓の密接な関係性

「心腎連関」と生活習慣の考え方

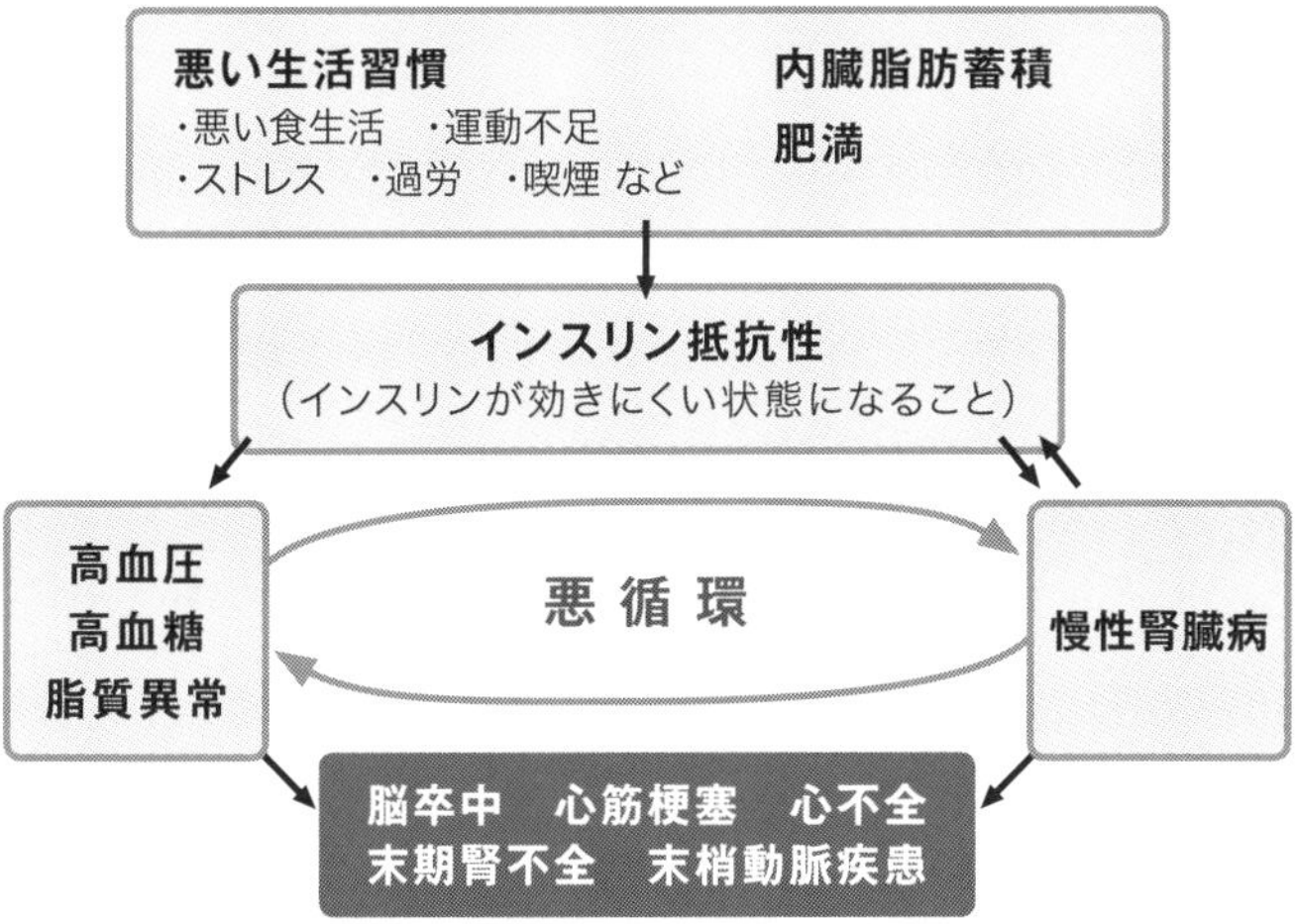
悪い生活習慣
・悪い食生活　・運動不足
・ストレス　・過労　・喫煙 など
内臓脂肪蓄積
肥満
インスリン抵抗性
（インスリンが効きにくい状態になること）
高血圧
高血糖
脂質異常
悪循環
慢性腎臓病
脳卒中　心筋梗塞　心不全
末期腎不全　末梢動脈疾患

※『CKD診療ガイド2012』の資料をもとに作成。

心臓によい食生活は腎臓にもよい

- 1日3食規則正しく
- 適正なエネルギー量を心がける
- いろいろな食品をバランスよく食べる
- 腹八分目で満足
- 塩分（食塩）は1日6g未満に
- 食物繊維をたっぷりとる
- コレステロールをとりすぎない
- 動物性脂肪は控える
- カルシウムやマグネシウムを積極的にとる

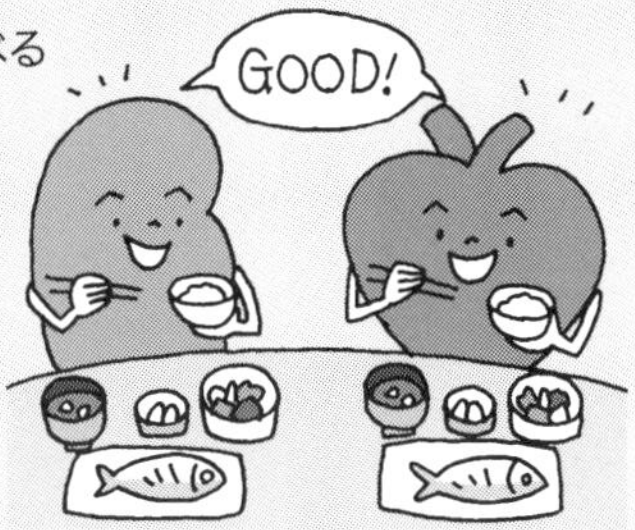

自力療法 6

慢性腎臓病におすすめの注目8食品
上手にとり入れてみよう

対象ステージ G1〜G5

■玉ねぎ、卵白、オリーブオイルなどが注目されている

慢性腎臓病患者数が2500万人を超えるといわれるアメリカ。

そのアメリカでいま、慢性腎臓病の進行を防ぐ効果が期待できる8つの食材が注目されています。

その内訳は、**抗酸化作用**、**抗炎症作用をもつ玉ねぎやにんにく**、**クランベリー**、**リンゴ**、**食物繊維やビタミン・ミネラルが豊富なキャベツやブロッコリー**など、**良質なたんぱく質やヘルシーオイルを含むさけ**、**ますなど**、**動脈硬化の改善が期待できるオリーブオイル**、**高たんぱく質でコレステロールのない卵白**となっています(左ページ参照)。

食習慣の違いからとり入れにくい食材もありますが、抗酸化物質(↓88ページ)の抗炎症効果や、さけ、ますなどの魚に含まれる不飽和脂肪酸(↓82〜85ページ)、オリーブオイルの効能(↓84ページ)などは日本でも認められています。食事制限の緩やかなステージG1、G2の人は、無理のない食べ方で試してみましょう。G3以上の人は管理栄養士に相談してから、とり入れましょう。

アメリカで推奨される注目の8食品

玉ねぎ

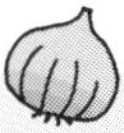

【効能】抗酸化作用、抗炎症作用がある。剥くと涙のもとになる硫化アリルという物質はビタミンB_1の吸収を高め、血栓をつくりにくくする働きをもつ。

食べ方 生で食べるのが最も効果的だが、辛味や香りが強いのでむずかしいことも。無理せずに肉料理にそえたり煮物に入れたりして積極的に食べよう。

生のにんにく

【効能】強い抗酸化作用、抗炎症作用をもつ。玉ねぎと同じように血栓をつくりにくくする働きがあり、動脈硬化を改善する。

食べ方 食べると胃腸の調子が悪くなるという人も。無理せず、炒めものに入れたり隠し味として使ったりしよう。味にこくが出るので塩分制限の味方にもなる。

キャベツ、ブロッコリー、カリフラワー、ケールなど アブラナ科の野菜

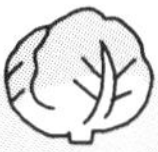

【効能】βカロチン、ビタミンC、ビタミンK、カリウム、食物繊維が豊富。

さけ、ます、ニシン、いわしなど 北の海で獲れる魚

【効能】必須アミノ酸を含む良質なたんぱく質、不飽和脂肪酸を豊富に含み、動脈硬化や脂質異常症の改善に役立つ。

卵白

【効能】たんぱく質から成り、脂質やコレステロールはほぼゼロ。カリウム制限があっても食べられる。

りんご

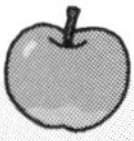

【効能】抗酸化作用をもち、食物繊維、カリウム、ビタミンCなどが豊富。動脈硬化や高血圧、脂質異常症の改善に役立つ。

食べ方 果糖が含まれるので食べすぎに要注意。

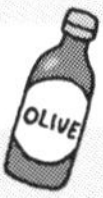

オリーブオイル

【効能】抗酸化作用をもつフェノール系の成分を多く含み、動脈硬化や心臓病の予防に効果が期待できる。最近はがんを防ぐ作用があるとの報告も。

食べ方 なかには下痢を起こす人も。合わないようなら無理は禁物。またカロリーにも気をつける。

クランベリー

【効能】抗酸化作用、抗炎症作用、抗菌作用をもつ。カリウムがナトリウムの排泄を促し血圧降下作用が期待できる。

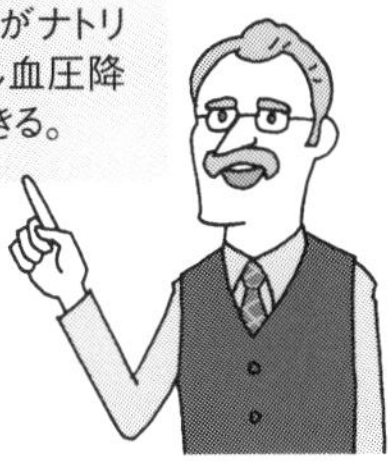

自力療法

7

1日大さじ1の酢が高血圧、糖尿病、肥満を改善して慢性腎臓病悪化を予防

対象ステージ
G1〜G5

■飲み続けると内臓脂肪を減らし、血圧を下げて血糖値の上昇を緩やかにする

近年のさまざまな研究で、**酢には多くの効能がある**ことが明らかになってきました。

まず酢の主成分の**酢酸が脂質の合成を抑え、燃焼を促進して内臓脂肪を減少**させることがわかりました。メタボの改善に一役かってくれそうです。酢酸には**血管を拡張させる働き**もあり、血圧を下げる効果も期待できます。また、**糖の吸収を穏やかに**して食後の血糖値の上昇を緩やかにします。カルシウムを含む食材といっしょにとると、カルシウムを吸収しやすくするので、骨粗しょう症の予防にもなります。そのほか、疲労回復や食欲増進といった効果もあります。

高血圧、糖尿病、メタボは腎機能を低下させる大きな原因です。これらの改善効果が期待できるのですから、慢性腎臓病の悪化防止にもプラスに働いてくれるでしょう。

目安は1日に大さじ1（15㎖）。食事でとっても飲料としてとってもOKです。バランスのとれた食事につけ加えてみましょう。ただし、飲み続けないと効果はあらわれません。

酢がもつおもな働き

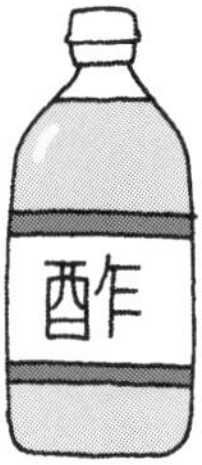

疲労回復

酢を糖分をいっしょにとると、疲労回復させるグリコーゲン（ブドウ糖の高分子）の補充を促す

高血圧を改善

1～2カ月飲み続けると、血圧を10～15㎜Hg下げられるケースも

カルシウムの吸収を促す

骨や肉、魚を酢を入れたスープで煮ると、煮汁にカルシウムが溶け出し、吸収されやすくなる

食欲増進

酢の香りが脳の中枢神経を刺激。唾液分泌を促して食欲を増進させる

メタボを改善

中性脂肪値を下げ、内臓脂肪を燃焼させる

糖尿病を改善

脂肪合成を促す血糖値の急上昇を抑える

1日にとりたい酢の量

1日15g
（大さじ1）

を目安に

酢が苦手な人は…

香りがつんとこない**マイルドな酢**を選び**隠し味として料理に入れ**たり、飲みやすい**お酢飲料**を試してみよう。果物やしょうがなどを混ぜた飲料もある。ただし成分をチェックして、カロリーや糖分などが過剰にならないように注意しよう。

自力療法

8

肉なら**赤身**の多い部分を！低脂肪で肥満を防ぎ、腎機能を改善

対象ステージ
G1〜G3

肉は脂肪が多いため、全般的に高カロリー。脂肪のとりすぎは肥満につながり、慢性腎臓病を悪化させてしまいます。しかも、肉の脂肪はコレステロールや中性脂肪を増やしやすいので、腎臓の血管の動脈硬化を促進させます。しかし、肉類には良質なたんぱくが多く含まれています。たんぱく質制限が出ていないなら、むやみに敬遠するのではなく、上手に食生活にとり入れましょう。

肉を上手に食べるには、低脂肪・低カロリーな部位を選ぶことがポイントです。

■ 牛や豚より鶏、バラやロースよりヒレやモモを選べば、脂肪が少ない

鶏肉なら皮つきよりも皮なしを選びましょう。**最も低カロリーなのはササミ**です。**牛と豚なら、バラやロースよりもヒレやモモ肉**を選びましょう。**和牛よりも輸入牛のほうが低カロリー**で、部位にもよりますが脂質量が和牛よりも3〜6割少ないといわれています。また、一般的に**牛や豚より鶏肉のほうが低脂肪**です。

調理の際に**包丁やキッチンバサミで脂身を取り除く**と、さらに脂肪の量が減らせます。

上手な肉選びでカロリーダウン

80kcal相当では何g食べられる?

※80kcalは糖尿病食事療法のための食品交換表での1単位。

牛モモ赤身 → 40g

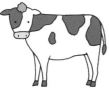

豚モモ赤身 → 60g

ササミ → 70g

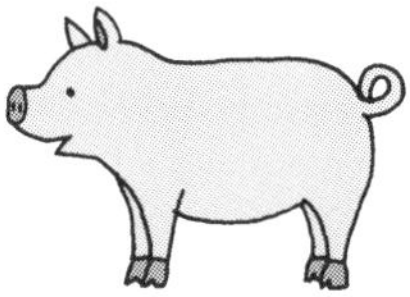

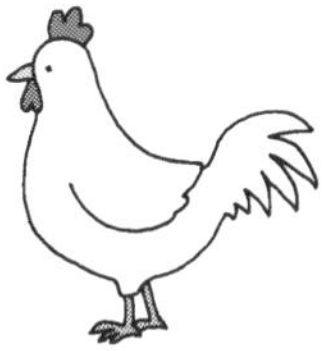

同じ100gでも種類・部位で脂質の量はこんなに違う

牛肉なら

モモ赤身 10.7g 193kcal
カタ赤身 12.2g 201kcal
ヒレ 15.0g 223kcal

＜

モモ脂身つき 18.7g 259kcal
カタ脂身つき 22.3g 286kcal

＜

カタロース 37.4g 411kcal
サーロイン 47.5g 498kcal
バラ 50.0g 517kcal

※いずれも脂身つき

豚肉なら

ヒレ赤身 3.7g 130kcal ＜ モモ 10.2g 183kcal ＜ カタ 14.6g 216kcal ＜ ロース 19.2g 263kcal ＜ バラ 35.4g 395kcal

※モモ～バラは脂身つき

鶏肉なら

ササミ 1.1g 114kcal ＜ ムネ皮なし 1.9g 121kcal ＜ モモ皮なし 4.8g 138kcal ＜ ムネ皮つき 17.2g 244kcal ＜ モモ皮つき 19.1g 253kcal

※ひき肉は含まれる脂身の量がわからないので要注意。
※文科省「食品成分データベース」をもとに作成。

自力療法

9

ゆでる、網で焼く、蒸すで調理油は1日約20gにして腎機能維持

対象ステージ
G1〜G3

■揚げる・炒めるより「ゆでる、網で焼く、蒸す」を習慣化

太っているだけで慢性腎臓病のリスクが高くなります（↓36ページ）。そこで1gで9kcalもある脂質の摂取を減らして、肥満改善に努めるのは効果的です。

脂肪の摂取量に気をつけていても、意外と**見落としがちなのが調理の際に使う油**です。一般的に1日に**調理油などで摂取する脂質の適量は約20g（小さじ4〜5）**と覚えておきましょう。これには、バター、マーガリン、マヨネーズ、ドレッシングなど調味料の油脂も含まれます。調理油のボトルから直接フライパンに油を注いでいると、簡単にオーバーしてしまいます。

そこでおすすめなのが、**油を使わない「ゆでる、網で焼く、蒸す」**調理法です。豚のロース100gをトンカツにすれば473kcalですが、しゃぶしゃぶにすれば、野菜を1人前つけても同じくらいかそれ以下に抑えられます。煮込み料理や炒め物で使う肉も、先に何度かゆでてこぼしておけばカロリーダウンに。調理の際の油を減らして腎機能の維持を目指しましょう。

油を使わない調理法でカロリーダウン

ゆでる	網で焼く	蒸す
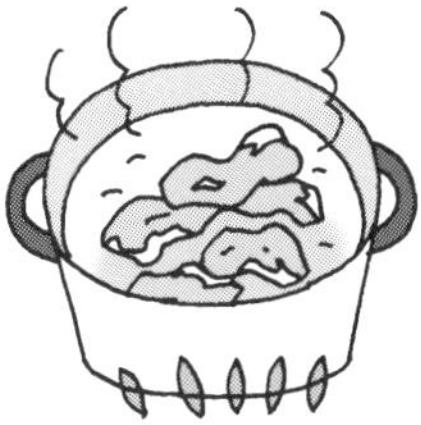	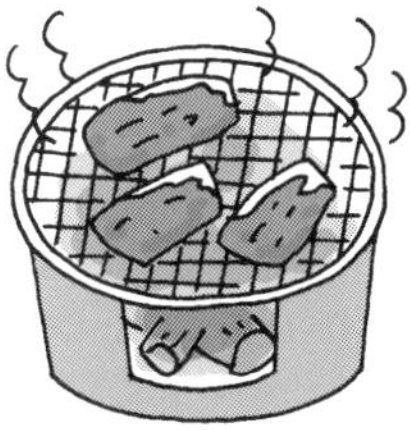	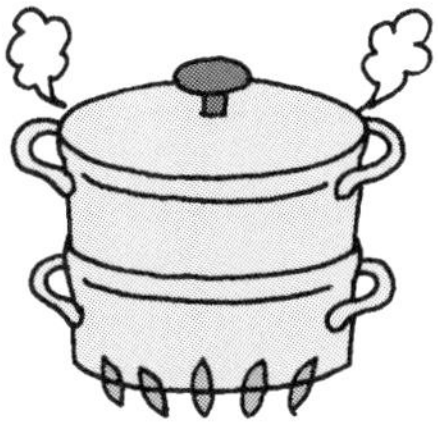

同じ食材でも調理法でカロリーに差が出る

豚肉ロース 100g

揚げる	ゆでる
トンカツ1枚 473kcal	豚しゃぶしゃぶ 1人前 野菜をつけても 350～500kcal

牛肉

油で焼く	ゆでる
サーロインステーキ 1枚(180g) 700～800kcal	牛しゃぶしゃぶ 1人前 (モモ肉100g)野菜をつけても 400～600kcal

サーモン切り身

フライ	ホイル焼き
フライ 397kcal	ホイル焼き 139kcal

ほうれん草100g

バターで炒める	ゆでる
ソテー 100g 95kcal	ごまあえ100g 43kcal

※「目で見る食品カロリー辞典」(学研パブリッシング、2013年)、「家庭のおかずのカロリーガイド」(女子栄養大学出版部、2011年)などを参考に作成。

自力療法

10

油を減らせる調理器具を使って、ラクラク減油！　カロリーダウンで腎機能維持

対象ステージ
G1〜G3

■フッ素樹脂加工のフライパン、計量スプーンは必需品。キッチン用ペーパーも重宝する

最近、いろいろな種類の**調理油の量を減らせるキッチングッズ**が販売されています。脂肪摂取量を控えて内臓脂肪を減らすことは、腎機能の改善に直結します（↓36ページ）。

なかでも〝減油〟の定番商品ともいえるのが、**フッ素樹脂加工のフライパン**。少量の油で焼いても焦げ付きにくく、肉や魚なら食材の脂肪だけでおいしく焼くことができます。さらに調理油の使いすぎを防ぐのに便利なのが、**油を霧状に吹き付けるスプレー**。少量の油でもフライパンにまんべんなく塗ることができます。ワンプッシュでたとえば０・５㎖だけ出る油さしもあります。

余分な油を吸い取るのに重宝するのが、**キッチン用ペーパー**です。さめた揚げ物も、キッチン用ペーパーにのせて電子レンジで加熱すれば、オイルカットしながら温め直しができます。そのほか、揚げ物を専用容器に入れて回転させ、遠心力で〝余分な油を切る〟器具や、蒸気で油分を落とすオーブンレンジ、油を使わずに熱風によってフライをつくるノンオイルフライヤーも人気があります。

これだけは揃えたい
“減油”調理器具&ノンオイル食材

フッ素加工樹脂フライパン

・焦げ付きにくいので少量の油でOK

・食材に脂肪が含まれていれば、溶け出た油で焼けるので調理油は不要

・加熱中に食材から溶け出た油脂はキッチン用ペーパーでふき取る

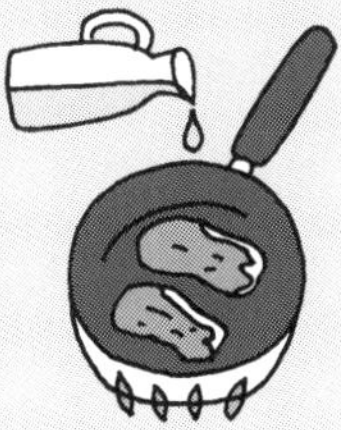

計量スプーン、計量カップ、キッチンスケール

・ダイエットには不可欠！「なんとなくこれくらい」ではなく、きちんと量る

・調理油などで摂取する脂質の適量は約20g。油脂類の場合、小さじ4〜5程度に相当

・マヨネーズ、ドレッシング、マーガリンなどの油脂類も計量スプーンを使って量る

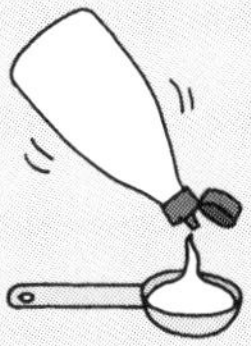

キッチン用ペーパー

・調理の前に肉や魚の余分な油を吸い取る

・揚げ物の余分な油を取り除くのに便利

・電子レンジで温めるとき、食材の下に敷いて溶け出た油を吸収。ラップは不要

こんな調理器具も

・ノンオイルフライヤー

電子レンジでフライ

・電子レンジで油を使わずにフライにできるパン粉を使う

自力療法 11

低カロリー食材をプラスして〝かさ増し〟減量して腎機能をアップする

対象ステージ G1～G3

■こんにゃく、海藻はほとんどカロリーゼロ。ボリュームアップにうってつけ

摂取エネルギーを減らせば、体重が減り、内臓脂肪も減って慢性腎臓病の改善にプラスになることはわかっていても、食事の量を減らすことはつらいものです。おなかいっぱい食べられないストレスが血圧や心拍数を上げ、そのことがまた、腎臓に悪影響を与えてしまいます。そこで、**いつもの料理に低カロリー食材をプラスしてボリュームアップ**することをおすすめします。

特別な食材でなくても、**葉物野菜やきのこ類は低カロリーなので、いつもより多めに使うだけで〝かさ増し〟**になります。さらに、ほぼカロリーゼロの**こんにゃくと海藻類を活用**すれば、一層ボリュームアップできるうえ、たくさん食べても太ることはありません。こんにゃくには、板こんにゃく以外にも糸こんにゃく、米といっしょに炊ける粒こんにゃくなど、いろいろな形状のものがあるので使い分けるといいでしょう。海藻は寒天などの加工品もあって種類が多いので、幅広く料理に使えます。なお、**餃子やハンバーグのタネの〝かさ増し〟には、おからや豆腐**が適しています。

こうすればボリュームアップできる

こんにゃくをプラス

こんにゃく1枚300gで
15kcal

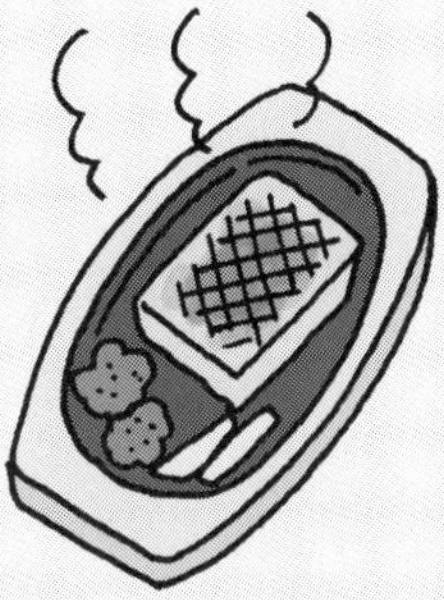

- 板こんにゃくをスライスしてステーキに
- 一口大に切って煮物に入れる
- 粒こんにゃくを米に混ぜて炊く
- しらたきを麺に混ぜる
- しらたきを野菜炒めに入れる

海藻・寒天をプラス

乾燥わかめ4gで **5kcal**	乾燥ひじき10gで **15kcal**
もずく100gで **4kcal**	角寒天1本9gで **14kcal**

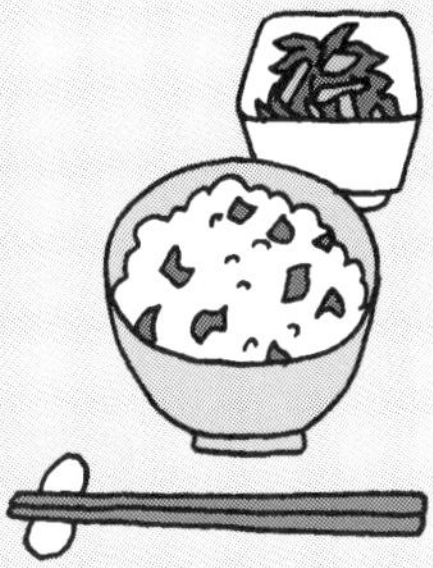

- わかめ、ひじきを炒め物に入れる
- もずく、寒天を汁物に入れる
- 玉子に混ぜて焼く
- ごはんに混ぜる

※文科省「食品成分データベース」をもとに作成。

自力療法

12

丼ものより**定食**を選んで腎臓にやさしい外食を

対象ステージ G1〜G3

■ 単品ものは炭水化物が多く、カロリーも高い。野菜を補い、ごはんは残す

外食はどうしても摂取エネルギーが多くなりがちで、栄養素も偏りがち。しかし仕事をしていると外食ゼロにすることはむずかしいでしょう。そこで慢性腎臓病の人は、いくつかのポイントを意識して、太りにくい外食メニューを選びましょう。

たとえば、丼やカレーライス、ラーメンなどはごはんや麺の量が多く、栄養面で炭水化物に偏っているので、**サラダやおひたし、酢の物など野菜を使った一品をサイドオーダー**します。そして**ごはんや麺は1／4から1／3を残す**ようにします。

いちばんのおすすめは、**主食・主菜・副菜・汁物が揃っている定食**です。単品ものに比べて多くの食品＝栄養をとることができます。ただし天ぷらやフライなどの揚げ物定食は、高脂肪で高カロリー。焼魚や刺身などの**魚系の定食がいい**でしょう。茶碗1杯分より多いごはんは思い切って残します。残すのは気が引けるという人は、**注文時に「ごはんは少なめに」**とお願いしましょう。

外食をヘルシー化するコツ

外食ヘルシー化5カ条

1. 単品ものより**定食**を選ぶ
2. **食材数**の多いものを選ぶ
3. 揚げ物系は避ける
4. **野菜を使った一品**をサイドオーダーする
5. 茶碗1杯分より多い**ごはん**は**残す**または**「少なめで」**と注文時に言う

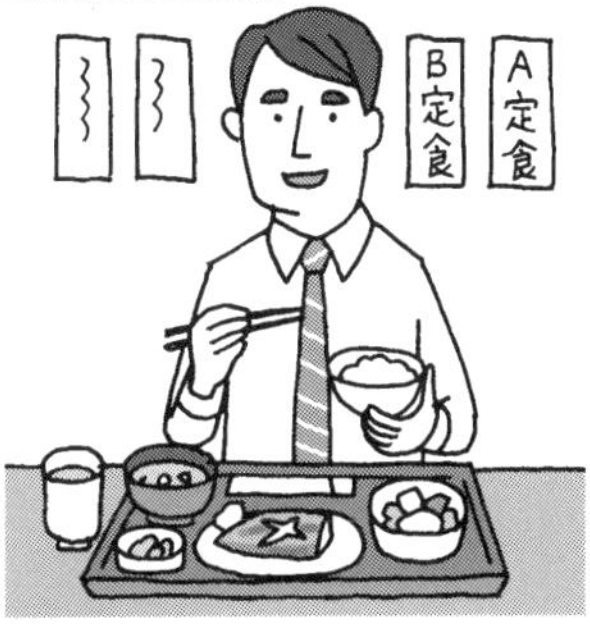

メニュー別、こんなことに気をつけよう

丼もの・麺類など単品もの	定食
・完食するとごはんの食べすぎになるので残す ・天丼、カツカレー、天ぷらうどん・そばなど揚げ物系は避ける ・五目麺、おかめうどん、けんちんうどん、あんかけ丼など、使われている**食材数の多い物**を選ぶ ・**野菜**が不足するので**サイドオーダー**で補う ・ラーメンはしょうゆベースの**さっぱり系**を選ぶ ・**パスタ**はクリーム系より**和系またはトマトベース**のほうが低カロリー 外食では塩分のとりすぎにも注意する(→58〜59ページ、68〜69ページ)。	・揚げ物は避け、**焼魚・煮魚・刺身**など魚系の定食なら低脂肪、低カロリー ・ごはんのおかわりを防ぐため、おかずとごはんをバランスよく食べ終える **寿司** ・握り1カンは平均70〜80kcal ・含まれる脂肪量が多いほどカロリーは高くなる。**トロ>赤身>白身** ・野菜が不足するのでサイドオーダーで補う **中華** ・八宝菜、野菜炒め、酢豚など**多種類の野菜**を使ったメニューを選ぶ ・**餃子**は高カロリーなので**主菜扱い**にする ・ごはんの食べすぎに注意する

自力療法
13
お菓子や果物もルールを守ればOK 1日150~200kcalを目安に

対象ステージ
G1~G5

■食べる頻度・時間・量を決めて、食べすぎを防ぐ

慢性腎臓病の人は、腎機能を悪化させる肥満の予防・改善のために、できるだけ間食は控えたほうがいいのですが、それがストレスとなり、やけ食いに走っては元も子もありません。朝昼晩の食事と間食で1日の適正摂取エネルギーの範囲内にとどまるなら、気分転換程度に食べてもいいでしょう。ただし、食べすぎないように〝**食べ方ルール**〟を決めて、しっかり自己管理しましょう。

目安としては**1日150~200kcalに抑えましょう。食べる頻度は週に1~3回まで。**食べる時間はたとえば午後3時などと決めておくと、習慣化しやすくなります。夜間は代謝が低下するので昼間のうちにして、できるだけ低脂肪・低カロリーの物を選びましょう。なにげなく口に入れるのが習慣になっているガムやキャンディも1日に食べる個数を決めます。バターや牛乳、生クリームを使う洋菓子は、和菓子に比べて高脂肪・高カロリーです。果物はビタミン類や食物繊維を豊富に含んでいますが、果糖が多く、食べすぎれば中性脂肪を増やしてしまいます。

これなら食べられる、おやつの食べ方ルール

食べる頻度・時間帯を決める

食べる頻度・時間帯を決める

- 毎日食べるのはやめ、**週に3回以下**にとどめる
- 食べる時間を決めておく
- **昼間**食べる
- 夕食以降には食べない

おやつ選びのコツ

- **洋菓子より和菓子**のほうが低脂肪・低カロリー
- ゼリーや寒天、こんぶは低カロリー
- 乳製品の脂肪量をチェックする
- **果物**の果糖は**中性脂肪**になりやすいので注意

食べる量を決める

- 摂取エネルギーの10%くらいがベスト。**150～200kcal**の物を
- 食べ始める前に**食べる量を決めて**おく
- 食べない分はしまっておく
- ダラダラ食べない
- ガムやキャンディを**持ち歩かない**
- 買いだめしない

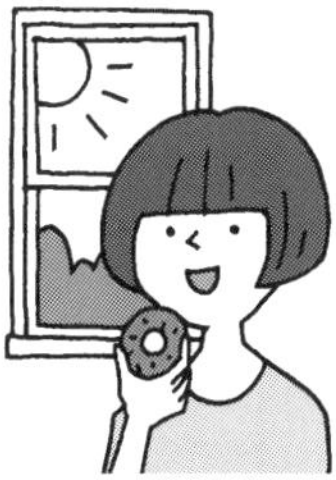

カロリーの目安（100g中）

シュークリーム	228kcal	大福もち	235kcal
ショートケーキ	327kcal	どら焼き	284kcal
カステラ	319kcal	甘辛せんべい	380kcal
コーヒーゼリー	48kcal	水ようかん	171kcal
カスタードプリン	126kcal	ところてん（酢じょうゆ）	8～16kcal
ポテトチップス	554kcal		

※文科省「食品成分データベース」をもとに作成。

自力療法

14

目指せ、塩分1日6g未満 減塩が血圧を下げて腎機能を維持できる

対象ステージ G1〜G5

■**塩分の過剰摂取は血圧を上げる！　高血圧は腎臓の血管にも負担をかける**

塩分(食塩)のとりすぎが高血圧を招くことはよく知られています。塩分の主成分のナトリウムが体内に増えると体は水をため込み、血液量が増えてしまいます。そのため心臓はより強い圧力で血液を押し出すことになり、血圧が上昇するのです。高血圧の状態が続くと、血管にはつねに大きな負担がかかり、動脈硬化が進みます。また、過剰なナトリウム自体が血管壁に入り込み、血管にダメージを与えます。**腎臓の血管にも動脈硬化が進んで、糸球体のろ過機能が低下**してしまいます。

私たち日本人は、しょうゆ、みそ、漬物など塩分の多い食品を常食しています。そのため、世界的に見ても塩分摂取量が多く、1日の平均は男性11・1g、女性9・4g(2013年調査)と高めです。厚労省では、1日の目標摂取量(食塩換算)を男性8g未満、女性7g未満としています。これを踏まえて、**すでに高血圧の人、慢性腎臓病の人は1日6g未満が目標**とされています。塩分は気づかずにとりすぎていることも多いので、左ページの項目をチェックしてみましょう。

こんな人は塩分をとりすぎている!

塩分とりすぎ傾向チェック

塩分の多い食事をしていても、その人が「いつもの味」と感じていれば、塩分のとりすぎに気づいていないことは多い。あてはまる項目が1つでもあれば、塩分とりすぎの疑い濃厚。

- ☑ 料理は全般的に濃い味つけを好む
- ☑ 煮魚や煮物など甘辛味の惣菜をよく食べる
- ☑ なんにでもしょうゆ、ソース、マヨネーズなどをかける
- ☑ 1日に2杯以上、みそ汁を飲む
- ☑ 漬物や佃煮、干物類が大好き!
- ☑ ラーメンやうどんのつゆは飲み干さないと気がすまない
- ☑ ハム、かまぼこ、チーズなどの加工食品をよく食べる

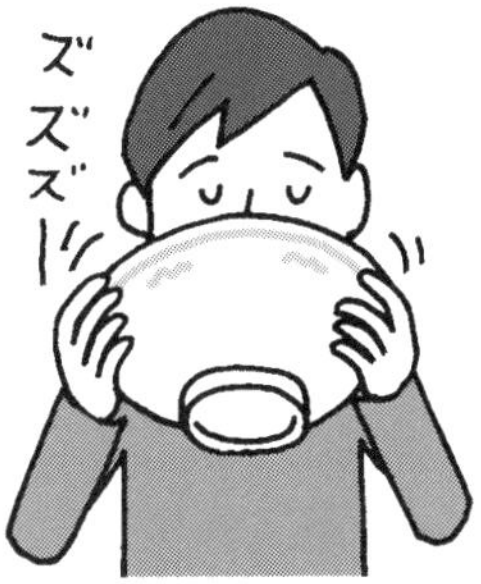

1日の塩分摂取の目標

健康な人 2015年厚労省 「日本人の食事摂取基準2015年版」 →	男性8g未満 女性7g未満
慢性腎臓病、高血圧、糖尿病などがある人 →	男女とも 6g未満
WHOの定める目標 (世界保健機関) →	男女とも 5g未満

自力療法

15

うどん、パン、ハムにも塩分は含まれている！隠れ塩分に注意して腎機能を守る

対象ステージ G1〜G5

■パン、うどん、加工肉、練り製品などに意外に多い塩分含有量。隠れた塩分も要チェック

腎機能の低下をくいとめるには、高血圧の改善が必要です（↓34ページ）。血圧を下げるために塩分のとりすぎに気をつけていても、加工品のなかには塩分含有量がわかりづらいものが多くあります。たとえば、**パンやうどん**。いずれも製造過程で塩が使われており、主食に代わるものなので一度にたくさん食べることが多く、塩分摂取量もアップ。とくに、うどんは乾麺で100g中4・3gも塩分が含まれているうえに、食べるときに汁の塩分も加わります。**かまぼこやちくわなどの練り製品、ハムやソーセージなどの肉の加工品**にも塩分が多く含まれています。

加工品を購入する際は、商品パッケージに記載されている成分表示を必ずチェックするようにしましょう。なお、塩分量ではなくナトリウム含有量で表示されている場合は、食塩相当量を割り出す計算式（左ページ参照）で換算します。さまざまな食品の塩分含有量をおおよそでも知っていると、それらを避けることができ、塩分の摂取量を減らせます。

隠れ塩分に要注意!

隠れ塩分、要注意食材(100g中の塩分含有量)

麺類

- うどん(生) …… 2.5g
- うどん(乾) …… 4.3g
- そば(生) ………… 0g
- そば(乾) ……… 2.2g
- そうめん ……… 3.8g
- スパゲティ ……… 0g

※スパゲティはゆでるときに塩を使うと、塩分がプラスされる。

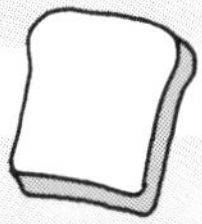

パン類

- 食パン ………… 1.3g
- ロールパン …… 1.2g
- フランスパン … 1.6g

肉の加工品

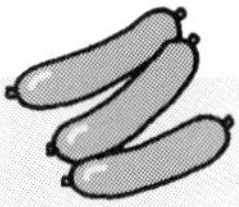

- ウインナーソーセージ …… 1.9g
- ベーコン ……… 2.0g
- ロースハム …… 2.5g

練り製品

- かまぼこ ……… 2.5g
- 焼きちくわ …… 2.1g
- はんぺん ……… 1.5g
- さつま揚げ …… 1.9g

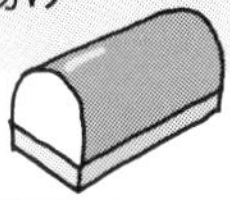

※ 文科省「食品成分データベース」をもとに作成。

ナトリウムの食塩相当量の計算式

食塩相当量(g) = ナトリウム(mg) × 2.54 ÷ 1000

たとえば…ナトリウム　3.9g　と表示があったら、

3900mg × 2.54 ÷ 1000 = 9.906(g)

食塩以外に含まれるナトリウムもあるため、実際の食塩量はこれより少し少なめ。
次の式も簡単で覚えやすいので覚えておこう。

1gの食塩相当量 = ナトリウム量約400mg

正確には393mgだが、400という数字を頭に入れておくと簡単に計算できて便利。
ナトリウム量が864mgなら、食塩相当量は2gちょっとということになる。

自力療法

16

調味料の塩分1日4gで腎機能維持 スプレー式しょうゆさしも便利

対象ステージ G1〜G5

■調味料は計量スプーンやスケールできちんと量る

慢性腎臓病の人は塩、しょうゆ、みそなどの調味料から摂取する塩分にも気をつけましょう。**調味料からとる塩分は1日4gまで**を目標にします。目分量で減らさず、めんどうでも計量スプーンや**計量器で量る**習慣をつけましょう。汁物などの塩分を測れる塩分計もあります。1週間いろいろなメニューを量ってみて、自分がどれくらいの塩分をとっているかを見るのもいいでしょう。

調味料の使いすぎを防ぐには、そのほかに、なんにでも**調味料をかける癖を直す**、小皿に出して**ちょっとだけつける**、**食卓にしょうゆや食塩を置かない**、などを実行するようにします。また、スプレー式やワンプッシュ式のしょうゆさしを使って、使いすぎをストップするのも効果的です。

減塩タイプの食塩、しょうゆ、みそ、めんつゆ、ソースなどを使うのもいいでしょう。ただし、**カリウム制限をしている人は、塩化カリウムを加えているタイプの減塩調味料には注意**が必要です（→124ページ）。

減塩は調味料の使いすぎをなくすのが第一歩

調味料の使いすぎ防止4カ条

1. 調味料を使うときは**必ず計量**
2. **なんにでも**しょうゆや食塩を**かけない**
3. かけるより、小皿に出して**“ちょいづけ”**で食べる
4. しょうゆさし、食塩は**食卓に置かない**

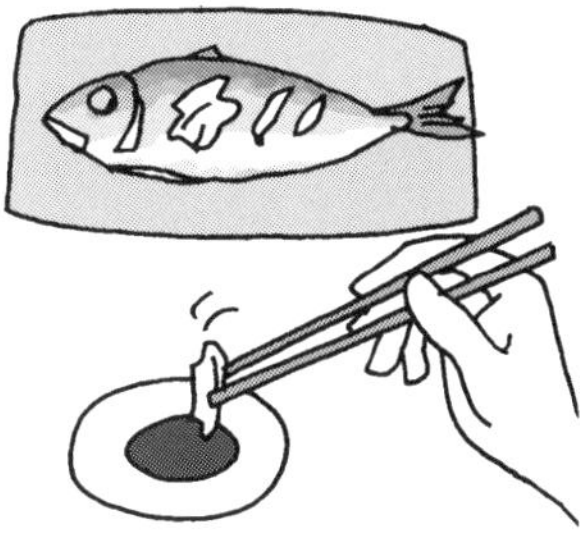

1gの食塩量

1gの食塩 小さじ1/6	**減塩しょうゆ** 小さじ2.5
辛味みそ 小さじ1.5	**ウスターソース** 小さじ2
ケチャップ 小さじ5	

小さじ1杯分（5㎖）の調味料の塩分量（目安）	
塩	6.0g
濃い口しょうゆ	1.0g
薄口しょうゆ	1.0g
減塩しょうゆ	0.5g
みそ	0.7g
ウスターソース	0.5g
ケチャップ	0.2g
マヨネーズ	0.1g

※文科省「食品成分データベース」をもとに作成。
※減塩しょうゆの塩分は、しょうゆの40〜50%として計算。

自力療法

17

市販の〝だしのもと〟より自家製だしで腎臓にやさしい減塩食を続ける

対象ステージ G1〜G5

■だしの旨み成分で塩分少なめでも濃厚な味つけに

減塩食というと物足りない味つけと考えがちですが、しっかりだしをとれば濃厚な味が出るもの。昆布やしいたけなどのだし用食品には、グルタミン酸、イノシン酸、グアニル酸などの旨み成分と呼ばれるアミノ酸が含まれています。この旨み成分が味に深みを出してくれるのです。

ただし**市販の顆粒だしなどは使わないように**しましょう。その**ほとんどに塩分が使われている**からです。100gのかつおぶし、昆布などのだし素材の塩分量が1g以下なのに比べて、市販のだしのもとでは1食分で2~3gも含まれています。せっかく減塩しているのに、だしで塩分をとってしまったのでは、なんにもなりません。だしのつくり方は簡単。だしに使う乾物を常備して、たっぷりのお湯で煮出すだけです。冷蔵保存すれば3日程度もつので、重宝します。

高血圧は腎機能を悪化させる大きな原因になります(↓34ページ)。だしの旨みを上手に利用して、薄味でもおいしい食事を工夫して、減塩食を続けていきましょう。

減塩に活用したいだしの旨み

だしの塩分含有量(100g中)	
しいたけだし	0g
かつおだし	0.1g
昆布だし	0.2g
煮干しだし	0.1g
鶏ガラだし	0.1g

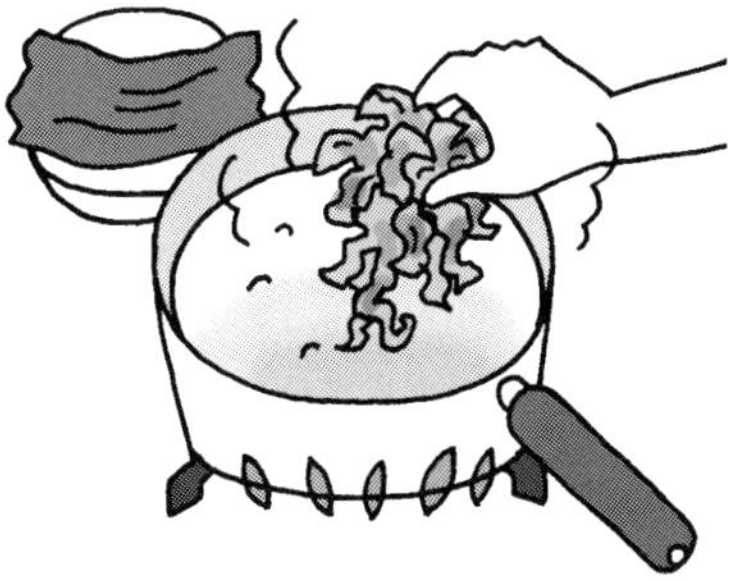

一方、市販の顆粒・固形のだしでは…

固形コンソメ(1粒約5g)	2.2g
顆粒和風だしの素(1回分約4g)	1.6g
めんつゆストレート(100g)	3.3g

※文科省「食品成分データベース」をもとに作成。

だし用食品のほかにも、旨み成分を含む食材を上手に利用

魚介類

イノシン酸
●たい ●さば

グルタミン酸
●いわし ●いか ●カキ
●はまぐり ●ほたて

豆類

●大豆(グルタミン酸)

肉・乳製品

●豚肉(イノシン酸)
●パルメザンチーズ(グルタミン酸)

野菜

グルタミン酸
●トマト ●白菜
●じゃがいも

自力療法

18

塩分の代わりに香りや辛味、酸味をプラス
高血圧を改善して腎機能を維持する

対象ステージ G1〜G5

■香味野菜、香辛料、酢や柑橘類の酸味をフル活用する

腎機能の維持には塩分摂取を控えて高血圧を改善し、動脈硬化を防ぐことが大切だとわかっていても、それまでの濃い味に比べて、減塩食はやはりパンチのない味つけに感じられるものです。しかし塩やしょうゆの代わりに、①しそ、みつば、みょうがなどの**香味野菜**、②唐辛子、こしょう、わさびなどの**香辛料**、③レモン、ゆずなどの**柑橘類のしぼり汁**などを使うと味にメリハリがついて、薄味でも気になりません。

たとえばフライにかけていたソースやしょうゆを我慢して、レモンやこしょうを使ってみましょう。**揚げ衣にカットした香味野菜を混ぜる**のもおすすめです。**麺類はつゆを薄めにして、ゆずやみつば、辛味大根をあしらい、山椒をきかせ**ましょう。また、焼魚や鶏肉のソテーなどは表面がカリッとなるように焼いて香ばしさを出すと、素材の旨みが引き立ち、おいしくなります。こんな工夫を実行すれば、つけたりかけたりする塩、しょうゆ、ソースを控えることができるでしょう。

薄味をカバーするテクニック

香味野菜で素材の味を引き立てる

噛むと口の中で香りが広がり、素材の味を引き立てる。

●しそ ●みつば
●みょうが ●ねぎ
●かいわれ大根
●クレソン
●西洋ハーブなど

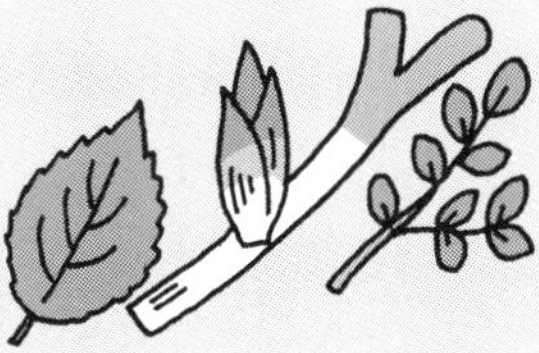

香辛料で味にメリハリをつける

独特の味と舌への刺激が料理のアクセントになる。

●にんにく ●しょうが
●唐辛子 ●こしょう
●わさび ●辛子
●山椒 ●カレー粉など

酸味をプラスして調味料を減らす

酸味によって素材の味が引き締まる。しょうゆなどに加えて調味料を少量に抑える。

●酢 ●レモン ●すだち
●ゆずなどの柑橘類

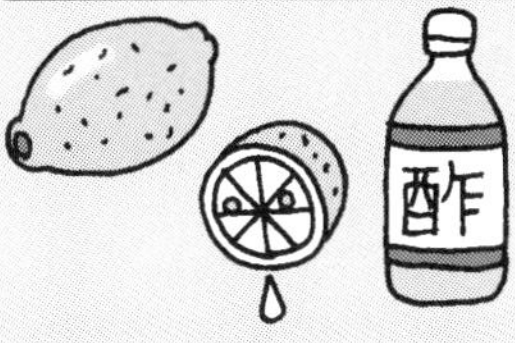

食感に工夫をして調味料を減らす

焼き物ではカリッとした香ばしさを出す、蒸し物なら包み焼きにして旨みを閉じ込める、揚げ物の衣に香味野菜や香辛料を混ぜる、など。

自力療法

19

塩分の多い麺類のスープは半分だけに

塩分1日6gを守って腎機能維持

対象ステージ G1〜G5

■ **麺ならざるそば、みそ汁やスープは具だくさんにして塩分摂取を抑える**

ラーメンやうどんなどの麺類は、外食の定番メニュー。しかしスープまで飲み干すと、ラーメンなら6gの塩分、かけうどんなら5g強の塩分をとってしまいます。慢性腎臓病の人の1日の塩分摂取の目標量は6g未満ですから、**ラーメン1杯で1日分をとってしまう**ことになります。

麺類を食べるときには**スープは半分以上残しましょう**。スープでおおよそ半分の塩分量を占めるので、スープを半分残せば、**約25%塩分カット**できます。また、食べる回数も1週間〜10日に一度くらいにしたいもの。比較的、塩分摂取を抑えることができるのが、つけだれタイプの麺で、**おすすめはざるそば**です。**そばには、血圧を下げる作用をもつルチン**（→71ページ）というポリフェノールが含まれており、ゆで汁に溶け出たルチンをそば湯でいただくこともできるからです。

また、みそ汁1杯の塩分は約1・5gと多め。みそ汁は、野菜や海藻、油揚げや豆腐などで具だくさんにして、1日1杯にとどめておきましょう。

麺類を食べるならこの食べ方で

麺類のヘルシー化7カ条

1. 麺類は1週間〜10日に1回くらいにとどめる
2. スープは半分残す
3. うどん、中華めん、そうめんに含まれる塩分も計算する
4. うどんかそばで迷ったら塩分ゼロのそばにする
5. かけそばよりざるそば、ラーメンよりつけ麺。つけつゆはつけすぎない
6. そば湯をそのまま飲む。そばつゆを入れるときはごく少量に
7. 食材の種類の多い具のメニューを選ぶ

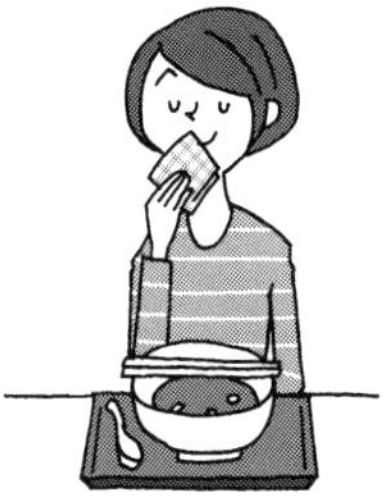

麺類の塩分含有量の目安（1食分／スープ、汁を含む）

しょうゆラーメン	6〜8g
カップラーメン	5〜8g
焼きそば	3g
かけうどん	5g
かけそば	5g
ざるそば	3g

※外食の場合。店によって異なるのであくまでも目安。

自力療法

20

カリウムなどのミネラルを積極的にとって効果的に高血圧を改善、腎機能を維持しよう

対象ステージ G1～G2

■血圧を下げる食品で減塩をサポート。相乗効果で血圧を安定させる

ミネラルの一種である**カリウムには、塩分のとりすぎで体内に増えた余分なナトリウムを排泄する働き**があり、ステージG1、G2の高血圧の人にとっては欠かせない栄養素です。野菜やきのこ類、海藻類、果物に多く含まれているので、過不足なく食べるようにしましょう。ただしステージG3以上で腎機能が低下している人は、カリウム制限（↓124ページ）が必要なので主治医の指導に従いましょう。

また、**カルシウムとマグネシウムをバランスよくとる**ことも大切。どちらか一方が不足すると血管を収縮させ、血圧は上昇してしまうのです。カルシウムを含む小魚や乳製品、マグネシウムを含む海藻類やナッツ類を積極的にとりましょう。そばのように血圧を下げる成分を含む食品も高血圧対策の味方になります。

ろ過機能を担う糸球体は毛細血管の集まりです。血圧を下げて糸球体の負担を減らしましょう。

血圧を下げる効果が期待できる食材

ごま

ごまの抗酸化成分であるゴマリグナンの仲間の**セサミンには、血圧降下作用**がある。また、ゴマペプチドという成分には、血圧上昇因子を活性化する酵素の働きを妨げる働きがある。

そば

そばに含まれるポリフェノールの一種**ルチンに、毛細血管の強化・血圧降下作用**がある。このほか、体内の血圧上昇因子を活性化する酵素の働きを妨げる成分も含まれている。

牛乳

牛乳に含まれる**オリゴペプチド**という成分が体内の血圧上昇因子を活性化する酵素の働きを妨げる。

玄米、胚芽米

米の胚芽《はいが》部分に含まれるGABA《ギャバ》(γアミノ酪酸《らくさん》)という物質には**血圧を正常**に保つ作用がある。

乳酸菌食品

ヨーグルトなどの発酵食品に含まれる**乳酸菌**には、血圧上昇因子を活性化する酵素の働きを妨げたり、**血管を拡張させる**作用をもつ成分の生成を助けて、血圧の上昇を抑える働きがある。

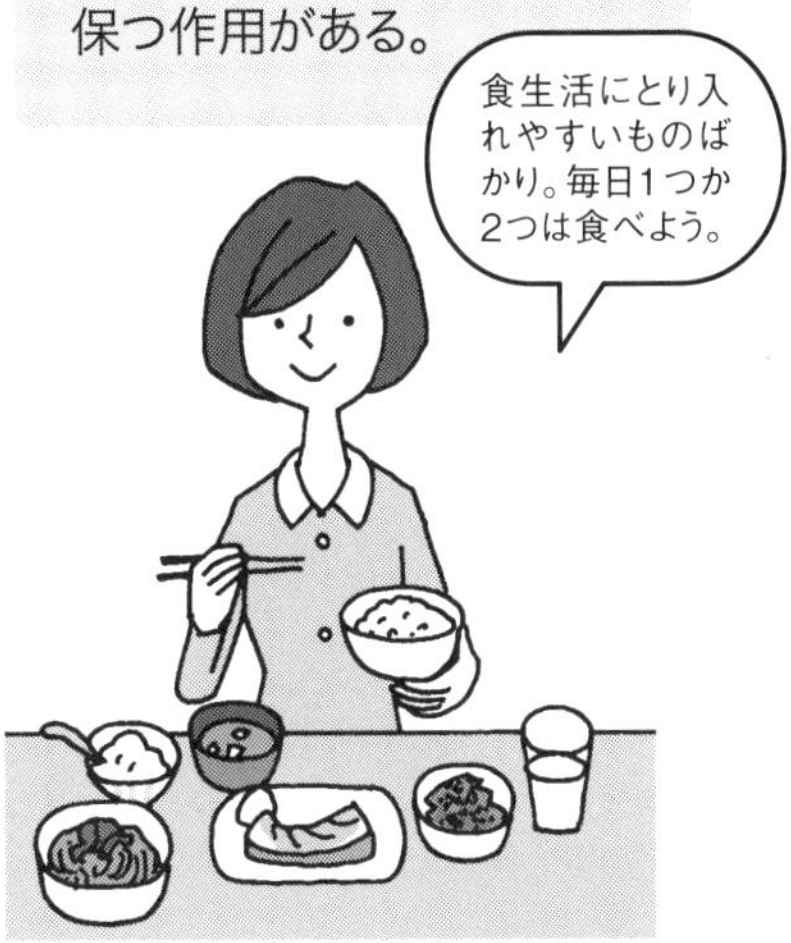
食生活にとり入れやすいものばかり。毎日1つか2つは食べよう。

ステージG3以上の人は主治医に相談してから。

自力療法

21 まず野菜を食べ切って主菜、主食に血糖値の上昇を緩やかにして腎機能を守る

対象ステージ G1〜G5

■野菜・海藻→魚・肉→ごはん・パンで血糖値を急激に上げない

血糖値は、膵臓《すいぞう》から分泌されるインスリンでコントロールされています。しかし、**食べすぎや〝どか食い〟**で糖質をとりすぎると血糖値が急上昇。膵臓は大量のインスリンを分泌しなければなりません。これが繰り返されると膵臓は疲れ果て、インスリンの分泌能力が低下、糖尿病を招きます。糖尿病は腎機能の低下を引き起こし、慢性腎臓病を悪化させてしまいます（↓34ページ）。

しかし食事のとり方・食べ方に気をつけることで**膵臓にも腎臓にも負担をかけない**ようにすることができます。まずは適量を守ること。そして大切なのが、食べる順番です。**最初にサラダや酢の物、ひじき煮など、食物繊維の多い副菜を食べ、それから肉や魚などの主菜、最後にごはんやパンなどの主食を食べるようにする**のです。これだけで血糖値の上昇を緩やかにしてインスリンを節約、膵臓や腎臓の負担を小さくできます。しかもそのほかの慢性腎臓病の悪化の原因である肥満防止や脂質異常症の改善にも役立ちます。**よく噛んでゆっくり食べる**とより効果的です。

血糖値を上げない"食べる順番"とは?

野菜→主菜→主食の順で

❶ 葉物野菜・きのこ類・海藻類など

なぜ?

食物繊維が多い副菜

- **食物繊維**が腸内での糖質の吸収を遅らせ、血糖値の上昇を緩やかにする。脂質やコレステロールの吸収も抑える。
- インスリン分泌を促すホルモン(インクレチン)の分泌を促す。
- ただし野菜のなかでも**いもやかぼちゃ**は糖質が多いので**最後に食べる**(米などと同じ扱い)。

❷ 肉・魚・卵・大豆など

なぜ?

たんぱく質が多い主菜

- 野菜ほど血糖値の上昇を抑える作用は高くないが、**たんぱく質、脂質が糖質の吸収を遅らせる**ので主食より血糖値を上げにくい。

❸ 米・麺類・パン・いも類など

なぜ?

炭水化物(糖質)が多い主食

- 糖質が多く血糖値を上げやすい食品だが、**3番めに食べる**とすでに食べた野菜とたんぱく質料理のおかげで血糖値は急上昇しない。

インクレチンには食欲を抑える働きも! 最初に①を食べてしっかり分泌させると肥満防止にもなる

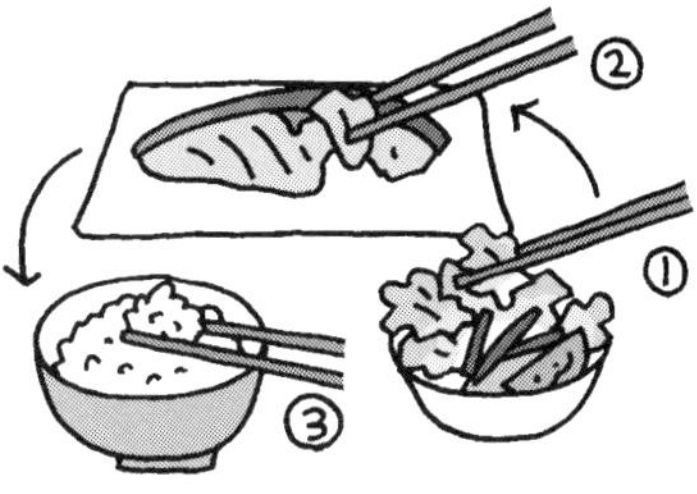

自力療法

22

玄米、雑穀、全粒粉のパンで血糖値の上昇を抑え腎機能改善につなげる

対象ステージ
G1〜G5

■炭水化物＝糖質＋食物繊維。主食も血糖値を上げにくいものを選ぶ

高血糖状態の血液は血管自体を傷つけてしまいます。腎臓の血管も例外ではありません。**血糖値をできるだけ低く抑えることが、腎機能の維持には大切**です。最も血糖値を上昇させるのは砂糖などの甘味料と、それを使った糖分の多い食品です。気をつけたいのは、炭水化物を多く含むごはん、麺類、パン類などの主食です。炭水化物とは糖質と食物繊維の総称。主食はスイーツのように甘くないので無関係と思われがちですが、糖質を多く含むので血糖値を上げやすいのです。

主食のなかにも血糖値を緩やかに上昇させるものがあります。**精製されていない玄米、雑穀、全粒粉のパン**です。また、**うどんよりそば**、**パスタ**のほうが血糖値の急上昇を抑えてくれます。「玄米は食べにくい」という場合は、1日おきに白米に何割か混ぜたものにするなど、少しずつ献立に加えてみましょう。また、食べる順番を考えることで(→72ページ)血糖値の上昇を緩やかにできます。そうすれば糖質が多い食材も食べることができるでしょう。

血糖値を上げやすい食品=糖質が多い食品は?

こんな食材に糖質が多い

穀物
ごはん、麺類、パン類など

甘味料を含む食品
甘い菓子類、甘い飲み物、菓子パンなど

いも類
じゃがいも、さといも、さつまいもなど

野菜類
れんこん、にんじんなどの根菜類、かぼちゃ、とうもろこしなど

果実類
アボカド以外のすべて

調味料
砂糖、ソース、ケチャップ、みりん、白みそなど

酒類
ビール、日本酒、紹興酒、梅酒

炭水化物、選ぶなら低GI食品

食品ごとに血糖値の上昇の具合を数値化したGI（グリセミック・インデックス）という指標がある。ブドウ糖による血糖値の上昇度を100として、**数値が低い食品ほど血糖値の上昇度が緩やか**であることを示す数値。GI値は食材の組み合わせや調理法によっても変化するので、あくまで目安として活用するとよい。

白米(84)	対	**玄米**(56) **五穀米**(55) **発芽玄米**(54)
食パン(91)	対	**全粒粉パン**(50)
うどん生(80)	対	**そば生**(59)
うどん乾(85)	対	**スパゲティ**(65)
コーンフレーク(75)	対	**オールブラン**(45)

血糖値の上昇を抑えてくれる

※（　）内は100gのGI値目安。

※永田孝行「一番わかりやすい低インシュリンダイエットの本　完全攻略版」朝日新聞社、2002年より。

自力療法

23

主食にヌメリ野菜、こんにゃく、海藻をプラス 血糖値の急上昇を抑える

対象ステージ G1～G5

■ヌメリのある食品や乳製品といっしょに食べると、糖の消化吸収が遅くなる

炭水化物を多く含む主食は、食べる順番を最後にすることで血糖値の急上昇を防げることができます。さらに納豆など**ヌメリのある食品やヌメリ野菜をいっしょに食べる**と、より一層効果的です。

ヌメリ野菜の代表は**オクラ、なめこ、モロヘイヤ、じゅんさいなど**で、ヌメリのもとは水溶性食物繊維の一種であるムチンという糖たんぱく質（多糖体とたんぱく質の結合体）。ムチンは腸内で糖質を包み込み、消化吸収を遅らせて血糖値の上昇を緩やかにしてくれます。**こんにゃくや海藻類の水溶性食物繊維にも同様の働き**があります。

このほか、牛乳やチーズなどの乳製品も組み合わせとしておすすめです。たんぱく質と脂肪が主成分なので、血糖値の急上昇を抑えてくれます。パンやパスタとの組み合わせのほかに、牛乳粥にしたり、ごはんとチーズでリゾットにしたりと手軽にとり入れてみましょう。

組み合わせの工夫で腎臓に負担をかける高血糖を予防し、腎機能の維持に努めましょう。

おすすめの組み合わせ食品は？

ヌメリやトロミのあるもの＋主食

主食

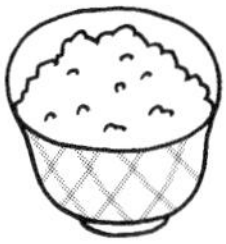

＋

- 納豆
- オクラ、モロヘイヤ、ツルムラサキ、じゅんさいなど
- なめこなどきのこ類
- めかぶ、もずくなど海藻類
- こんにゃく

水溶性食物繊維の多い食品といっしょに食べると、消化吸収に時間がかかるので、血糖値の上昇が緩やかになる。刻んでみそ汁やスープに入れたり、ごはんにかけたりすれば、食べやすい。
※山芋、里芋はヌメリはあるが糖質も多いので主食の組み合わせとしては不向き。

毎日の料理にとり入れやすい特効食品（成分）

大豆のトリプシンインヒビター

膵臓の働きを活性化し、インスリンの分泌を促進、血糖値の上昇を抑える。**きな粉や非加熱の豆乳**がおすすめ。

玉ねぎの硫黄化合物

インスリンの働きを高めて、効率よくブドウ糖を代謝し、血糖値を下げる働きがある。

酢の酢酸

体内でクエン酸に変化し、ブドウ糖の代謝を高める。

そばのルチン

血圧を下げる働きでよく知られているが、インスリンの分泌を促進する働きもある。そばのゆで汁に溶け出ているので、**そば湯を飲む**とよい。

ゴーヤのコロソリン酸

インスリンに似た働きをして、**血糖値を安定**させる。また、サポニンの一種であるモモルデシンなどにも血糖値を下げる作用がある。

まいたけのX《エックス》フラクション

血液中のブドウ糖を細胞に取り込んで**血糖値を下げる**。また、豊富な食物繊維が消化吸収を遅らせて、血糖値の上昇を緩やかにする。

自力療法

24 スポーツドリンクより血糖値の上昇を抑えるお茶で腎機能の維持をはかる

対象ステージ G1〜G5

■スポーツドリンク1本（500㎖）には1日分の糖分が入っている

運動時の水分補給や熱中症対策として便利なスポーツドリンクは、糖分が多いので飲みすぎに気をつけましょう。ペットボトル1本（500㎖）に含まれる糖質は20〜33g、角砂糖約8個分にもなるのです。また、ほとんどの清涼飲料水には多量の糖分が含まれているため、常飲すれば、糖分のせいでのどが渇き、さらに飲みたくなるといった悪循環に。健康な人でも高血糖になります。これがいわゆる**ペットボトル症候群＝急性の糖尿病**です。

それよりも**血糖値の上昇を抑えてくれるお茶を飲む**習慣をつけましょう。左ページにあるように、緑茶、番茶をはじめ、いろいろなお茶がさまざまな働きをもっています。味や香りなど好みに合うものを選んで飲むといいでしょう。高血糖な血液は腎臓の毛細血管に大きな負担になります。糖尿病を放置すると腎機能は確実に低下してしまいます。習慣的に飲む水分を見直せば、その効果も期待大。血糖値を改善し、腎機能の低下を防ぎましょう。

血糖値上昇を抑えるお茶&清涼飲料の上手な利用法

おすすめ! 血糖値の上昇を抑えるお茶

緑茶
カテキンが腸内で糖の吸収を緩やかにして、血糖値の上昇を抑える。

ギムネマ茶
古代インドの時代より民間薬として飲まれている。ギムネマ酸が、**腸内で糖の分解酵素と結合**し、糖の吸収を抑える。

桑の葉茶
桑の葉に含まれる特有成分1-デオキシノジリマイシンが、腸内で糖の分解酵素の働きを妨げて、**ブドウ糖の生成を抑える。**

番茶
秋冬番茶に多く含まれる**ポリサッカライドという多糖体**が、インスリンと似た働きをする。熱に弱いため水出しで飲むとよい。

グアバ茶
お茶に溶け出た**グアバ茶ポリフェノール**が、腸からの糖質の吸収を遅らせる。

バナバ茶
東南アジアに自生するバナバの葉のお茶。**コロソリン酸**という成分がインスリンと似た働きをする。

清涼飲料の上手な飲み方

(1) スポーツドリンクは基本的にスポーツ時や熱中症対策、脱水症が疑われるとき(→166ページ)に飲む
(2) ふだん飲むなら水で1.5~2倍に薄めて飲む
(3) 成分チェックしてできるだけ低糖、無糖のものを選ぶ
(4) 甘味料のステビアなら血糖値を上げにくいのでベター
(5) 毎日飲むのはやめる

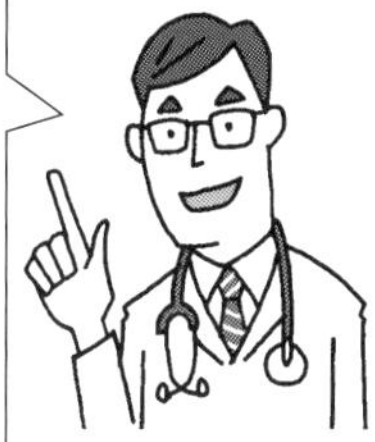

自力療法 25

大豆食品や緑黄色野菜でアディポネクチンを増やし、インスリンの働きを促進、腎臓を守る

対象ステージ G1~G5

■脂肪細胞が分泌するアディポネクチンが減るとインスリンの効き目が低下する

脂肪細胞は肥満のもとと目の仇にされがちですが、さまざまな作用をもつ生理活性物質を分泌し、私たちの体に有益に働いてくれています。なかでも**アディポネクチンというホルモン**は、①**インスリンの働きを助ける、②脂質代謝を促す、③血管を拡張・修復する**などの作用をもっています。ところが、内臓脂肪が増えるとバランスが崩れ、アディポネクチンが減ってしまいます。そうなる前に内臓脂肪を減らすことがいちばんですが、**アディポネクチンを増やす食品**がわかっています。それらを積極的にとり入れて食事の面からもアディポネクチンの働きをサポートしましょう。豆腐が代表的な食品ですが、そのほかにもピーマンやにんじん、小松菜などの緑黄色野菜、青魚などがアディポネクチンの増加にプラスになります(左ページ参照)。

腎機能を守るためには、糖尿病や肥満を改善・予防することが大切です。「脂肪細胞の増加を防ぐ+食事の工夫」でアディポネクチン分泌の増加を促しましょう。

アディポネクチンを増やす食品とは?

こんな食品を積極的にとろう

大豆・大豆食品

大豆たんぱくのグリシニンに含まれるβ-コングリシニンは、**肝臓で中性脂肪のエネルギー化を促進**したり、腸内で脂肪の吸収を抑えて**便といっしょに排泄する**作用をもつ。中性脂肪を減らすので、内臓脂肪の蓄積も防ぎ、アディポネクチンを増やす。

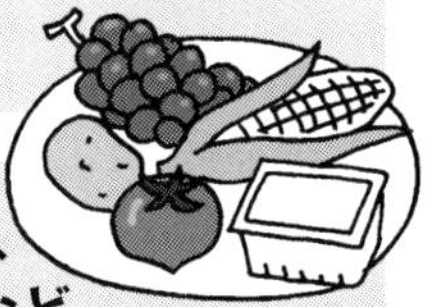

トマト、じゃがいも、ピーマン、トウモロコシ、りんご、ぶどう、キウイなど

これらの食材にはオスモチンが多く含まれている。オスモチンは、アディポネクチンに似た構造をもつ植物由来のたんぱく質。**内臓脂肪を減らす**働きがあり、アディポネクチンを増やす。

わかめ、ひじき、あおさなどの海藻類、煮干し、ごま、アーモンド、杜仲茶など

これらの食材に多く含まれるマグネシウムが、**アディポネクチンの増加**にプラスになる。

にんじん、小松菜などの緑黄色野菜、シリアルなど

食物繊維もアディポネクチンの増加に関係していることがわかってきた。

※シリアル=穀物加工品のこと。コーンフレークスやオートミールなどがある。

さば、さんま、あじなど青魚

青魚に含まれる**EPAという油**が、アディポネクチンの分泌量を増やす。

自力療法

26

コレステロール食品を控えるだけでなく脂肪酸のバランスに注目して腎機能維持

対象ステージ
G1〜G5

■動脈硬化を促進する脂質異常症は腎機能維持のためにも改善を

中性脂肪やコレステロールが多い脂質異常症は、動脈硬化を促進して、慢性腎臓病を悪化させてしまいます。

脂質異常症の最大の原因は、過食と高脂肪食です。したがって、まず大切なのは適正摂取エネルギー量（↓38ページ）を守ることと脂肪（脂質）のとり方です。最近ではコレステロールのとりすぎを制限しても限界があること、食事や運動習慣などの改善が必要なこと、**バランスのよい脂肪酸のとり方が大切**であることがわかってきました。

慢性腎臓病の人は、①**コレステロールを含む食品をとりすぎない**、②魚や植物性の油に多く含まれる**不飽和脂肪酸を積極的にとる**（↓84ページ）、③中性脂肪や悪玉コレステロールを増やす**飽和脂肪酸やトランス脂肪酸が多い肉類やマーガリン、ココナツオイル、インスタント食品を控える**、などを実行して、**脂質異常症を改善し、腎機能低下を防ぐ**ようにしましょう。

脂質異常症を改善するポイント

とりたい食品、控えたい食品

コレステロールを多く含む食品を控えよう

卵黄、たらこやいくらなどの魚卵、レバーなどの動物の内臓、小魚類、ベーコン、バター、いか、うなぎなど

不飽和脂肪酸をとろう

ごま油、大豆油、なたね油、豆腐、みそ、油揚げ、魚介類など

トランス脂肪酸を控えよう

マーガリン、ココナツオイル（精製されたもの）、マーガリンやココナツオイルを使ったスイーツや揚げ物、ファストフード、インスタント食品など

飽和脂肪酸を控えよう

脂身の多い肉、ベーコンやソーセージなどの肉加工品、バターやチーズなどの乳製品、揚げ麺のインスタントラーメン、ポテトチップス、ケーキ、ドーナツなど

慢性腎臓病の人は、不飽和脂肪酸で血液をさらさらにして動脈硬化を改善、腎機能の維持に努めましょう。

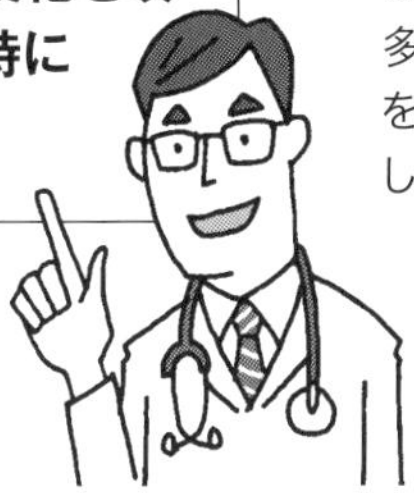

●**飽和脂肪酸**＝肉類に多く含まれ、悪玉コレステロールや中性脂肪を増やしやすい

●**不飽和脂肪酸**＝魚類や野菜に多く含まれ、悪玉コレステロールを減らしたり、血をかたまりにくくして血栓を予防する働きがある

自力療法

27 青魚のDHA、EPA、週に2〜4回はとって腎臓を守る

対象ステージ
G1〜G5

■不飽和脂肪酸が多い魚、調理油はオレイン酸を選ぼう

脂質異常症の人は、毎日のメニューに魚を多くとり入れてみましょう。魚の脂肪に多く含まれるDHA（ドコサヘキサエン酸）とEPA（エイコサペンタエン酸）には、悪玉コレステロールと中性脂肪を減らし、善玉コレステロールを増やす働きがあるからです。さらに、血を固まりにくくさらさらにして血栓ができるのを防いだり、血管を拡張したりする働きもあります。血流をよくして**血管に負担をかけないことで、腎機能の低下を防ぐ**効果が期待できます。**週に2〜4回、魚を主菜としてとり入れて、**善玉コレステロールを増やしましょう。

同じような働きをもつものに、植物性の調理油に含まれるオレイン酸やリノール酸があります。とくに**オレイン酸の多いひまわり油やべに花油、オリーブオイルなどがおすすめ**です。毎日使うものですから、効果が期待できるでしょう。オレイン酸はナッツ類にも多く含まれ、おやつ代わりに食べるといいでしょう。ただし高カロリーなので、1日20g程度（約100kcal）にしておきます。

DHA、EPA、オレイン酸を上手にとろう

ふだんよく食べる魚のDHAとEPAはどれくらい？（可食部100gに含まれる量）

		DHA(mg)	EPA (mg)
さば	水煮（缶詰）	1300	930
	焼き	1500	900
	しめさば	2600	1600
	缶詰（みそ煮）	1500	1100
真いわし	生	870	780
	焼き	980	790
ぶり	生	1700	940
	焼き	1900	1000
さんま	焼き	1200	560
	開き干し	1500	900
	缶詰（蒲焼）	1200	700
紅ざけ	焼き	600	350
うなぎ	蒲焼	1300	750
真あじ	生	570	300
	開き干し・焼き	1300	560
黒まぐろ	トロ	3200	1400
	赤身	120	27

※文科省「食品成分データベース」をもとに作成。

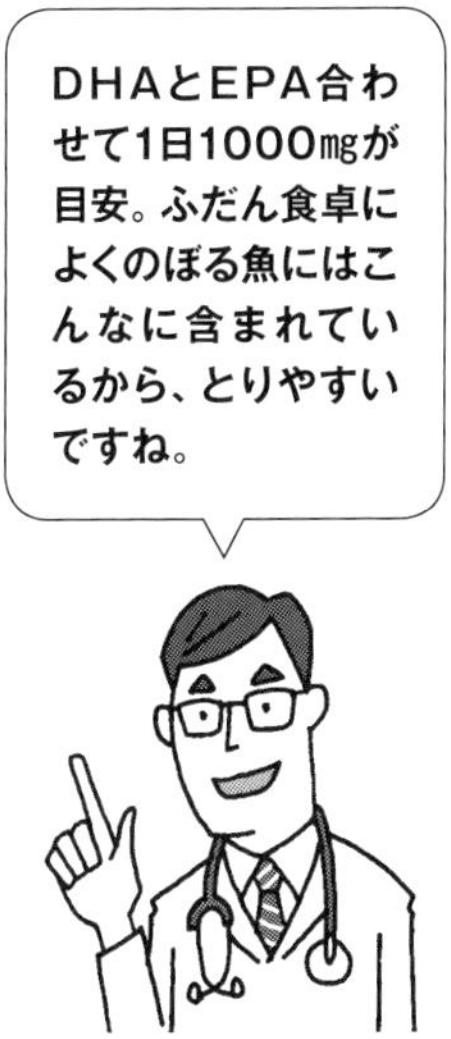
DHAとEPA合わせて1日1000㎎が目安。ふだん食卓によくのぼる魚にはこんなに含まれているから、とりやすいですね。

おもな植物油に含まれる脂肪酸（大さじ1＝12gに含まれる量）

	オレイン酸	リノール酸
高オレイン酸ひまわり油	9.5g	0.8g
高オレイン酸べに花油	8.7g	1.6g
オリーブオイル	8.8g	0.8g
ごま油	4.5g	4.9g
コーン油	3.3g	6.1g

※文科省「食品成分データベース」をもとに作成。

自力療法

28

ごぼう、干ししいたけ、大豆など食物繊維で血中コレステロール値を下げる

対象ステージ
G1~G5

■2種類の食物繊維がそれぞれの働きで血中コレステロールを減らしてくれる

食物繊維には不溶性と水溶性があります。不溶性食物繊維は水分を含むと膨らむ性質があり、腸を通るときにコレステロールを吸着して排出します。一方、水溶性食物繊維はオクラや海藻類のヌルヌルのもと。食品の水分をゲル状にする性質があり、コレステロールの吸収を抑制します。また、体内のコレステロールの消費を促進する働きもあります。

不溶性・水溶性どちらの食物繊維も、脂質異常症の改善には欠かせない栄養素。日本動脈硬化学会では**1日の摂取目安量を25g以上**としています。また、**コレステロールを多く排泄して血液をさらさらにすることは、腎臓の毛細血管にもプラスに働き、腎機能の維持をはかる**ことができます。

豆類や野菜、こんにゃくなど、**食物繊維の多いものを五目煮や鍋にする**とたくさんとれていいでしょう。またライ麦パンや玄米に替えるなど、**主食にも食物繊維の多い物を**週に何回かとり入れましょう。

食物繊維の多い食品でコレステロールを減らす

食物繊維には多くの種類があり、その働き方もさまざま。食物繊維の効能を最大限に得るには、いろいろな食品から食物繊維をとることが好ましい。

1日の摂取目標量

成人男性 **20g**　成人女性 **18g**

※厚労省「日本人の食事摂取基準2015年版」。

野菜類

ごぼう 5.7g
オクラ 5.0g
枝豆 5.0g

そのほか

モロヘイヤ	5.9g
ほうれん草	2.8g
にんじん	2.8g
青ピーマン	2.3g
キャベツ	1.8g
大根	1.4g
白菜	1.3g
じゃがいも	1.3g

きのこ類（ゆで）

ぶなしめじ 4.8g
しいたけ 4.8g
えのき 4.5g

海藻類（乾燥）

ひじき 51.8g
わかめ 32.7g
こんぶ 27.1g

100g中の総食物繊維量
※文科省「食品成分データベース」をもとに作成。

こんにゃく類

板こんにゃく 3.0g
しらたき 2.9g

農産乾物類

きくらげ 57.4g
干ししいたけ 41.0g
乾燥まいたけ 40.9g
切干大根 21.3g

大豆製品

大豆（乾） 17.9g

そのほか

納豆	6.7g
凍り豆腐	2.5g
木綿豆腐	0.4g

未精製の穀類

押し麦（大麦） 9.6g
ライ麦パン 5.6g

そのほか

玄米ごはん	1.4g
精白米ごはん	0.3g
ゆでそば	2.0g

自力療法

29

動脈硬化は抗酸化物質で進行を抑え腎機能の悪化を予防する

対象ステージ G1〜G5

■抗酸化物質で悪玉コレステロールの強力化を阻止する

脂質異常症では血液の粘度が増して、動脈硬化を起こしやすくなります。腎臓の毛細血管でも動脈硬化が進み、腎機能が低下、慢性腎臓病を悪化させてしまいます。

動脈硬化を促すのは血中の悪玉コレステロールと中性脂肪。とくに悪玉コレステロールは酸化すると、さらに強力になって、ますます動脈硬化を促進します。そこで、食品に含まれる、酸化を抑制する**抗酸化物質を利用して、悪玉コレステロールが強力になるのを阻止**しましょう。抗酸化物質には、ビタミンC・E、β《ベータ》カロテンのほか、ポリフェノール類などがあります。**ブロッコリーやピーマンなどの緑黄色野菜、果物のほか、魚にも含まれている**ものがあります。

抗酸化物質のほかにも、**玉ねぎ**の硫黄化合物や**大豆**の大豆サポニン、大豆イソフラボンなどは動脈硬化改善の効果が期待できます。**焼き魚に玉ねぎ・緑黄色野菜・海藻の入ったサラダ、副菜に豆腐**などのメニューで脂質異常症を改善して、腎機能の維持をはかりましょう。

こんな食材にこんな特効成分が含まれている!

抗酸化作用のあるもの

緑黄色野菜全般(ほうれん草、小松菜、ピーマン、ブロッコリー、にんじん、キャベツ、モロヘイヤ、トマトなど)、
魚(さけ、さんま、あじ、いわし、ぶり、まぐろ、かつおなど)、
鶏肉、レバー、ごま、キウイ、いちご、りんご、オレンジなどの柑橘類、柿の葉茶など

そのほかにも、脂質異常症の改善効果が期待できる成分が含まれている食品

にんにく　**ごぼう**　**アボガド**　**ナッツ類**(→84ページ)
玄米　**そば**　**オリーブオイル**(→85ページ)
ウーロン茶　**酢**　など

脂質異常症改善のために積極的にとりたい食品

大豆・大豆製品……コレステロールや中性脂肪の増加を防ぐ大豆サポニン、悪玉コレステロールの排泄を促すレシチン、動脈硬化を防ぐ大豆イソフラボンなど、いろいろな作用をもつ成分が多く含まれる

玉ねぎ……硫黄化合物がコレステロール値、中性脂肪値、血糖値などを下げる(→43、77ページ)。外皮が脂肪の排泄を促す

青魚……DHA、EPAが悪玉コレステロールを減らし、善玉コレステロールを増やす。中性脂肪値を下げる(→84ページ)

海藻……豊富な食物繊維でコレステロール排泄を促す(→86ページ)

きのこ類……豊富な食物繊維でコレステロール排泄を促す(→87ページ)

自力療法

30

種類が豊富なトクホ食品、上手に活用して血中脂質をためない、排出する

対象ステージ
G1～G5

トクホ＝特定保健用食品は、消費者庁によって有効性と安全性が認められた一定の保健機能をもつ食品のことです。商品パッケージに認可を示すトクホマークとともに「コレステロールが高めの方に適する」などの健康効果が表示されています。

■食用油、お茶、調味料など自分に合ったトクホを活用してみる

脂質異常症の人向けのトクホの代表といえば、**植物ステロール**などを配合した食用油や調味料、**ポリフェノール**や**食物繊維**などを配合した**飲み物**があります。また、**キトサン**を配合したカップ麺やビスケットなどもあり、さまざまな種類が販売されています。

慢性腎臓病の人は、トクホを使ってもいいか、まず医師に相談のうえ、毎日使う調味料や、ふだん食べたり飲んだりしているものをトクホ食品に替えて、1、2カ月試してみてはいかがでしょうか。ただし、あくまでもバランスのよい食生活を基本に、従来使っていた製品に代えて、適量を利用することが大切です。

トクホをとり入れて脂質異常症を改善

トクホのパッケージに、「コレステロールが高めの方に適する」「食後の中性脂肪が上昇しにくい、または体脂肪がつきにくい」などと表示されているものが脂質異常症の改善には適しています。標準的な摂取量や摂取方法も記載されているので、必ず確認して使用しましょう。

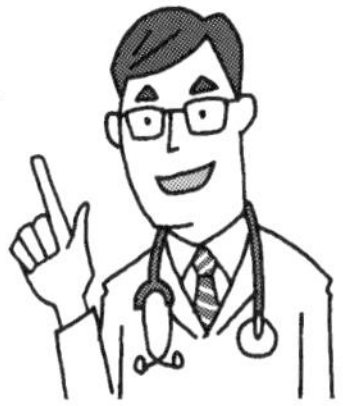

おもな成分

植物ステロール、キトサン、茶カテキン、コーヒーポリフェノール、サイリウム種皮、水溶性食物繊維、DHA、EPA、難消化性食物繊維、中鎖脂肪酸、グロビンたんぱく分解物、ケルセチン配糖体など

おもな働き

- コレステロールの排泄を促す
- コレステロールの吸収を抑える
- コレステロールの体内での消費を促す
- 食後の中性脂肪の上昇を抑える
- 中性脂肪を低下させる

こんなトクホが販売されている

食用油、調味料
食用油
マーガリン
ドレッシング
など

飲料
お茶
粉末飲料
豆乳
ヨーグルトドリンク
ゼリージュース
青汁
など

その他の食品
ビスケット
カップ麺
ソーセージ
など

自力療法

31

鉄分を含む食品を適度に食べることが腎性貧血の治療をバックアップ

対象ステージ
G1〜G2

■ **鉄分補給には、ヘム鉄を多く含むレバーや赤身肉、卵が効率的**

慢性腎臓病の人は、病状が進むと貧血になりやすく、放っておくとさまざまな症状があらわれます（＝腎性貧血→97ページ）。腎機能が低下すると腎臓が分泌するエリスロポエチンというホルモンが不足。エリスロポエチンには赤血球の産生を促進する働きがあるため、貧血が起きてしまうのです。貧血になると腎臓に流れ込む血液量が不足し、ますます腎機能を低下させるという悪循環に陥ってしまいます。それを防ぐために、貧血改善に努める必要があります。

腎性貧血は薬を用いて治療しますが、**薬の効き目を十分なものにするためには食事でも鉄分を補うことが大切**です。たんぱく質制限がないなら、**ヘム鉄を含むレバーや卵黄**などをとりましょう。植物性食品に含まれる**非ヘム鉄は吸収率が低いのですが、たんぱく質やビタミンCといっしょにとるとヘム鉄に変化して、吸収率が上がります**。ステージG3以上になってたんぱく質制限がある場合は、管理栄養士に相談してみましょう。

鉄分を補って腎機能を維持する

鉄分を多く含むおすすめ食品

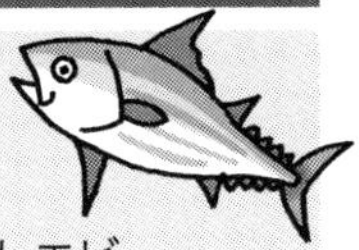

ヘム鉄を含むもの

豚レバー　鶏レバー　牛レバー　卵の黄身　馬肉
かつお　きはだまぐろ　いわし　あゆ　煮干し　干しエビ

非ヘム鉄を含むもの

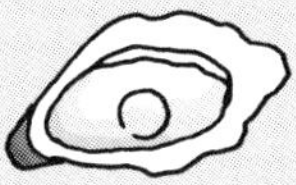

あさり　しじみ　カキ
大豆・大豆製品　納豆
あさり　しじみ　あおのり　ひじき　のり　乾燥カットわかめ
乾燥きくらげ　切干し大根　パセリ　よもぎ
ごま　松の実　カシューナッツ　ピスタチオ　アーモンド
小麦胚芽　焼き麩　そば

※G3以上の人は、まず管理栄養士に相談してから。
※尿酸値の高い人は、レバーに含まれるプリン体のとりすぎに注意が必要。

貧血と慢性腎臓病の強い関連

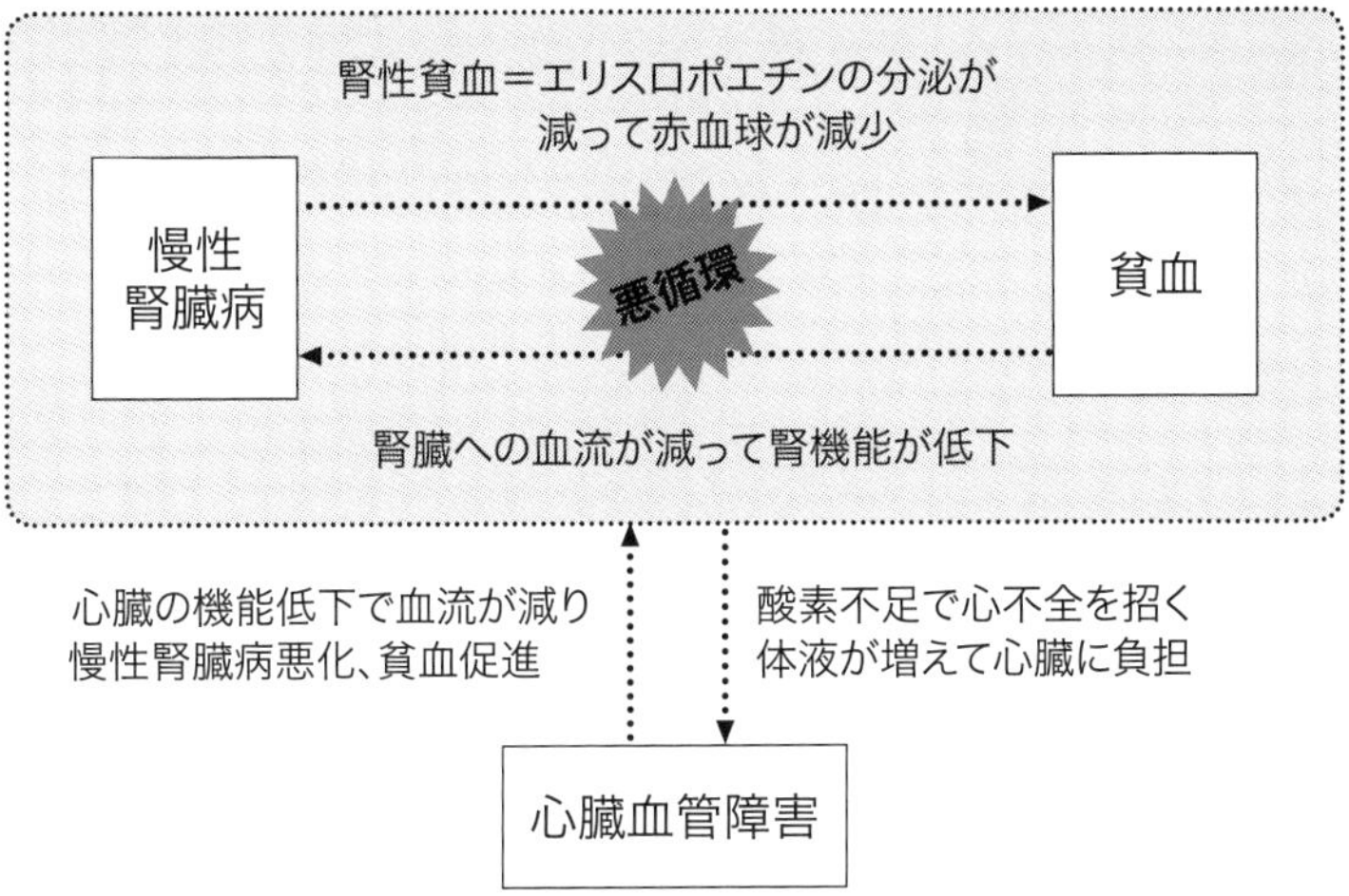

自力療法

32

赤身の魚＋野菜で鉄の吸収率をアップ DHA、EPAの効果も期待できる

対象ステージ

G1〜G2

■ 脂肪やプリン体が気になる人でも、魚ならヘム鉄が摂取できる

慢性腎臓病の人は貧血と腎機能の低下が関係し合って、どちらも悪化しやすくなります。貧血改善のためには食品の組み合わせで、吸収しにくい鉄をとり込みやすくすることがポイントになります。**鉄をたんぱく質、ビタミンCといっしょにとる**と吸収率が上がります。さらに、造血作用を手助けする**葉酸、ビタミンB_{12}、B_6をいっしょにとる**ことで、貧血の改善効果が一層高まります。

たとえばヘム鉄が多い動物性食品には、たんぱく質やビタミンB群を含むものがたくさんあります。なかでもレバーはこれらの含有量が多く、貧血対策に最適の食品です。脂質やプリン体の摂取制限が必要な人は、レバーの代わりに**いわし、あじ、かつお、まぐろなどの赤身の魚**がいいでしょう。コレステロールを減らすDHAやEPA（↓84ページ）も多く含んでいます。

これらの動物性食品に、ビタミンCや葉酸を豊富に含む野菜や果物を組み合わせると、鉄の吸収率がアップ。左ページにあるように、**旬の魚と季節の野菜の組み合わせがおすすめ**です。

鉄含有食品の吸収を助ける栄養素

旬の魚と野菜の組み合わせで鉄分補給

春
かつお
あさり
赤貝
＋
菜の花
キャベツ
そら豆
せり
いちご

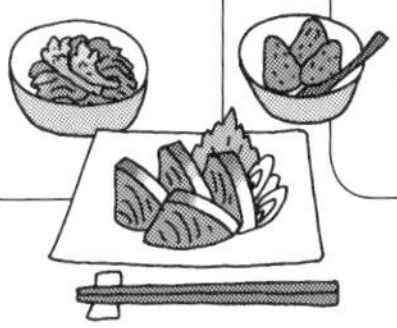

夏
あじ
きはだまぐろ
あなご
＋
ゴーヤ
ほうれん草
枝豆
しそ
オレンジ
メロン

秋
いわし
かつお
さけ
＋
さつまいも
れんこん
春菊
柿

冬
ぶり
カキ
＋
小松菜
ブロッコリー
ほうれん草
ニラ
みかん

互いに作用し合って、鉄の吸収・造血を助ける栄養素

ビタミンC
野菜全般、果物、いも類に多い

たんぱく質
肉類、卵、魚介類、大豆・大豆製品、牛乳・乳製品に含まれる

葉酸
レバー、ほうれん草、ブロッコリーなどの緑黄色野菜に多い

ビタミンB_{12}
レバー、魚介類に多い

ビタミンB_6
かつお、まぐろ、さんまなどの赤身の魚、牛レバー、バナナに多い

自力療法

33

鉄の吸収を妨げる緑茶・コーヒーは時間をおいて飲む

対象ステージ
G1〜G5

■**鉄分を無駄なくとるにはコツがある。妨げる成分があることも覚えておこう**

慢性腎臓病を悪化させる腎性貧血を進行させないために、食事からも鉄を補うことが大切ですが、気をつけたいのは鉄の吸収を妨げる成分をもつ食品があるということです。

その代表が、緑茶などの**お茶類やコーヒーなどに含まれるポリフェノールの一種、タンニン**です。タンニンは鉄と結合する性質があり、腸での吸収を妨げるのです。せっかく鉄を多く含む食品をとっていても、緑茶を飲みながらだと吸収量が減ってしまいます。しかし**30分から1時間ほど間をあけて飲めば、問題はない**ので、**食事中は水にして、食後にお茶を楽しむ**ようにしましょう。ほかにも、鉄の吸収を妨げるものとして、ほうれん草に含まれるシュウ酸や、いも類や海藻などに多く含まれる食物繊維などがあります。

ところで**胃酸自体が鉄の吸収にはプラス**になります。よく噛んで胃酸の分泌を促し、鉄の吸収をアップさせましょう。

鉄の吸収を妨げる成分に気をつけよう

鉄の吸収を妨げる成分

タンニン

緑茶やコーヒー、ワイン、渋柿などに含まれる渋みのもと。鉄と結合して腸での鉄分吸収を妨げる。同時にとらなければ結合することはないので、時間をおいて摂取する。

カフェイン

コーヒーや紅茶に含まれるカフェインには利尿作用があるため、鉄の吸収に必要なビタミンCを排泄、鉄の吸収を妨げる。

フィチン酸

玄米や大豆など、豆類や、穀物や豆類などの外皮に多く含まれる。鉄と結合して腸での吸収を妨げる。しかし適量をよく噛んで食べる分には影響は少ないと考えられる。玄米ばかりの食事を続けている人は白米も食べるようにしよう。

シュウ酸

ほうれん草などアカザ科の植物に含まれる成分で、アクのもと。鉄と結合して腸での吸収を妨げる。食べる前にゆでてアク抜きするとよい。なお、小松菜、ブロッコリーなどアブラナ科の野菜には、シュウ酸はほとんどない。

食物繊維のとりすぎ

野菜や海藻などに多く含まれる食物繊維をとりすると、腸内で鉄分を包みこんで吸収を妨げ、排泄してしまう。

こんな症状があったら、貧血が進んでいるかも

- □ だるい、疲れやすい
- □ 息切れがする
- □ 動悸がする
- □ 肩こりがひどい
- □ めまい、立ちくらみがある
- □ 肌がかさかさになってきた
- □ 口角が切れやすい

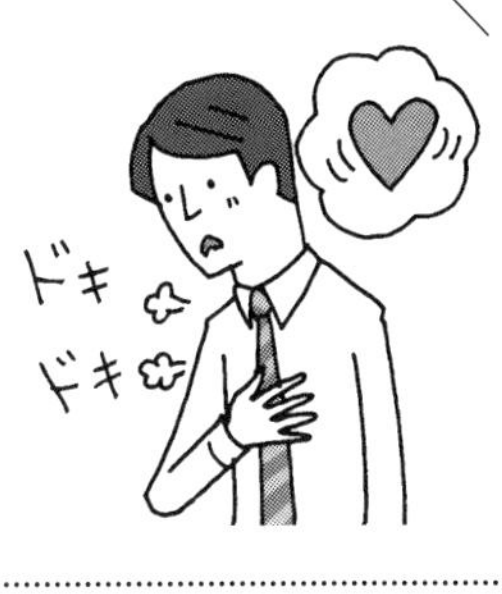

自力療法

34

肉や魚の内臓などの高プリン体食品は「たまに・少量だけ」で摂取量を抑える

対象ステージ
G1〜G5

■プリン体摂取は1日400mgまで、高プリン体食品は頻繁に食べない

慢性腎臓病にはすべての生活習慣病がかかわっています。血液中の尿酸が増える高尿酸血症（＝痛風）も例外ではありません。**過剰な尿酸**が結晶になって腎臓にも沈着し、**腎臓に炎症**を起こします（＝痛風腎）。痛風腎になると、腎機能は低下してしまいます。機能が低下した腎臓は尿酸を十分に排泄できなくなり、痛風をますます悪化させるという悪循環に陥ってしまいます。また痛風は、腎不全を引き起こす尿路結石にも関係しています。

尿酸の原料となるプリン体という物質は食事からとるものと、体内で合成されるものがあります。食品からとるプリン体のほとんどは腸で分解されることが明らかになり、プリン体の摂取制限はかなり緩和されました。とはいえ、**肉や魚の内臓などの高プリン体食品の過剰摂取はよくありません。**

「高尿酸血症・痛風の治療ガイドライン」では**1日400mgまで**を目安としています。慢性腎臓病の人は腎機能を低下させないために、やはりプリン体の摂取には注意を払いましょう。

高尿酸血症を改善するポイント

食事で気をつけること

❶ **体内で合成されるプリン体を増やさない**
肥満は体内でのプリン体の合成を促進するため、肥満改善に努める。

❷ **高プリン体食品をとりすぎない**
高プリン体食品の過剰摂取は控えよう。

❸ **過度の飲酒を避ける**（→102ページ）
アルコールはプリン体の体内合成を促進し、尿酸の排泄を妨げ、さらに尿酸の濃度を上げる。

❹ **尿酸をうまく排泄させる**（→102ページ）
野菜、いも類、海藻などの尿をアルカリ性にする食品をとって、尿酸を排泄する。水分の摂取量を増やして尿酸の排泄を促す。

プリン体が多い食品に注意する

プリン体は、肉・魚類の内臓に多く含まれている。**100g中200㎎を超える高プリン体食品は「たまに」「少量だけ」にとどめる。**なお、干物や乾物類の含有量が多いのは、水分が少ない（軽い）ためで、生と比較すると大差がない。

300㎎以上　極めて多い

煮干し（746㎎）
かつお節（493㎎）
ちりめんじゃこ（1109㎎）
しらす干し（472㎎）
真いわし干物（306㎎）
鶏レバー（312㎎）

200～300㎎未満　多い

豚レバー（285㎎）
牛レバー（220㎎）
大正えび（273㎎）
わかめ（262㎎）
真あじ干物（246㎎）
オキアミ（226㎎）
かつお（211㎎）
さんま干物（209㎎）

（　）内は100g中のおおよそのプリン体含有量
※日本痛風・核酸代謝学会「高尿酸血症・痛風のガイドライン」のプリン体含有量に応じた食品分類を参考に作成。

自力療法

35

だし汁やスープは飲まずに我慢
きのこ、豆腐などを積極的にとって腎機能を維持

対象ステージ
G1〜G5

■「ゆでる、煮る、蒸す」で食品からプリン体をオフ

高尿酸血症の原因になる血液中の過剰な尿酸は、プリン体が分解されてできます。尿酸は腎臓にも沈着して腎機能を低下。慢性腎臓病の人は尿酸値が高い状態を放置してはいけません。そこでプリン体の摂取を減らすことが必要になります。プリン体は水に溶けやすいので、**ゆでる、煮る、蒸すなどの調理法で溶かし出す**ことで、食品に含まれるプリン体量を減らせます。ゆで汁は飲まず、他の料理にも使わずに捨てます。かつおや煮干しなどでとっただし汁も要注意。1日1杯のみそ汁や吸い物はかまいませんが、煮物の汁や麺類のスープは残しましょう。鶏ガラのスープも残します。

また、さんまなど、**魚を丸ごと一尾食べるときは、内臓を取り除いて**プリン体の量を減らします。

また、低プリン体食品を意識的にとり入れて、食事全体のプリン体量を低く抑えることも大切です。**卵、牛乳はプリン体はゼロ**です。アルカリ性食品(↓102ページ)の**緑黄色野菜も低プリン体食品が多い**ので、毎食しっかりとり入れましょう。

食品のプリン体を減らすコツ

調理法でプリン体を減らす

ゆでる **煮る** **蒸す**

プリン体の「水に溶けやすい性質」を利用する。
プリン体が溶け出た汁は捨てる。

魚の内臓は取り除く

プリン体は内臓に多い。内臓ごと食べる焼きさんまや、いわしなどは取り除く。

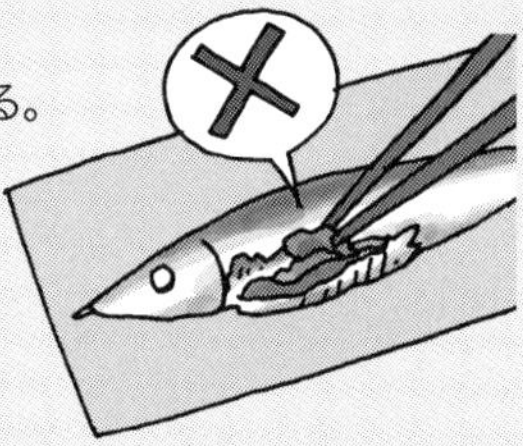

低プリン体食品をメインに献立を考えよう

50~100mg未満 少ない

豚カタロース(95mg)
豚ロース(91mg)
豚バラ(76mg)
牛ヒレ(98mg)
牛カタロース(90mg)
牛カタバラ(77mg)
うなぎ(92mg)
わかさぎ(95mg)
ぼたんえび(53mg)
かいわれ(73mg)
ピーマン(62mg)
かぼちゃ(57mg)
ほうれん草(51mg)
ブロッコリー(70mg)

0~50mg未満 極めて少ない

えのきだけ(49mg)
オクラ(40mg)
もやし(35mg)
なめこ(29mg)
小松菜(11mg)
ゴーヤ(10mg)
玄米(37mg)
白米(26mg)
豆腐(31mg)
豆乳(22mg)
ちくわ(48mg)
かずのこ(22mg)
もずく(15mg)
いくら(4mg)
卵(0.0mg)
チーズ(6mg)
牛乳(0.0mg)

(　)内は100g中のおおよそのプリン体含有量
※(公財)痛風財団のHP資料をもとに作成。

自力療法

36

野菜、海藻、牛乳などのアルカリ性食品を積極的にとって、尿酸の排泄を促す

対象ステージ
G1〜G5

■アルカリ性食品は尿酸の結晶を溶けやすくして排泄を促す

慢性腎臓病の悪化を招く高尿酸血症は、早期に改善することが重要です。尿酸値が高いと尿が酸性に傾きがちで尿酸が溶けにくく、結晶化しやすくなっています。**野菜や海藻などのアルカリ性食品を積極的にとる**と、尿は食品の影響を受けてアルカリ性に傾き、尿酸の結晶を溶かして排泄が促進されます。逆に酸性食品をとりすぎると、尿も酸性化して、結晶の排泄を低下させます。

とくに気をつけたいのは、アルコールです。酒類に含まれるエタノールには、体内で合成される**プリン体を増やし、尿酸の排泄を抑える**働きがあるからです。アルコール自体にプリン体が少なくても、過度な飲酒は避けましょう。適量（↓160ページ）なら、尿酸値に大きく影響しません。

また、水分を多めにとって尿量を増やし、尿酸の排泄をスムーズにすることも大切です。尿量を増やすと尿酸濃度が下がって結晶ができにくくなります。1日の尿量2ℓを目安にしましょう。ただし、尿量を増やすためにビールや清涼飲料水を飲んではいけません。水またはお茶にします。

アルカリ性食品で尿酸の排泄を促す

アルカリ性食品とは?

一般的に

アルカリ性食品 ＝尿をアルカリ性に傾ける。低脂肪・高食物繊維・低たんぱく・低カロリー

酸性食品 ＝尿を酸性に傾ける。高脂肪・高たんぱく・高カロリー

尿をアルカリ性にする食品

野菜、いも類、果物、海藻類、きのこ類

尿を酸性にする食品

卵、肉類、魚類、砂糖、穀類、アルコール

アルコールのプリン体含有量

		100ml中のプリン体含有量（mg）	エタノール（%）
蒸留酒	焼酎	0	20～30
	ウイスキー	0.1	40
醸造酒	日本酒	1.2	15
	ワイン	0.4	15
	ビール　一般	3.3～8.4	5
	ビール　発泡酒	2.8～3.9	5
	ビール　プリン体カット	0.1	5
	紹興酒	11.6	10

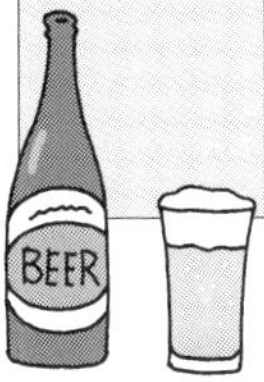

※藤森新「高尿酸血症・痛風患者の生活指標」（「治療」Vol.88, No.11, 2006）より。

自力療法

37

20回咀嚼《そしゃく》、ランチは30分かけて、糖尿病、肥満、腎機能低下を予防

対象ステージ
G1〜G5

■早食いは肥満に直結、いますぐ癖を直す工夫を実行しよう

慢性腎臓病を悪化させる糖尿病や肥満。食事の内容だけでなく、**早食いを直すことでも改善をはかることができます。**私たちの満腹感は脳の満腹中枢からの「満腹だ」という信号によって得られますが、この信号が発信されるのは食事を始めてから15〜20分たってから。つまり5分、10分で食べ終わる早食いをしていると、満腹中枢からの信号が追いつかなくて満腹感が得られず、過食になり、肥満、糖尿病を悪化させ、腎機能を低下させてしまうというわけです。

仕事がつまっている、休憩時間が短いなどの理由から始まった早食いは、そのうち癖になってしまい、たとえ時間的に余裕があるときでもさっさと食べるようになります。そしてなかなか直すことができなくなります。そこで、いくつかの注意点を意識しながら食事をしてみましょう。まず、少なくとも**一口20回は咀嚼**します。**一口を少なめに**し、**お茶や汁物で流し込むのは避け**ます。メニューに**噛みごたえのある物、食べるのに手間がかかる物を加える**のもおすすめです。

糖尿病や肥満を招く早食いを改善する

早食い防止10のポイント

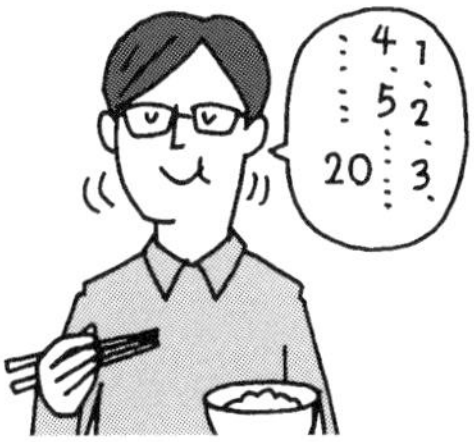

1. 一口20回は噛もう
2. 飲み込んでから次の食べ物を口に入れる
3. 一口の量を減らす
4. 水分で流し込まない
5. 噛みごたえがある食材を選ぶ
6. 大皿に盛るのではなく、小皿に分けて箸を運ぶ回数を増やす
7. おかずの品数を増やす
8. 孤食を避けて2人以上で会話しながら食べる
9. むく、ほぐすなど、手間がかかるおかずを増やす
10. どうしても改善されないなら利き手でない手を使って食べる

食べる速さと肥満の関係

食べる速さ	男性（平均年齢48歳、3737人）BMI	女性（平均年齢46歳、1005人）BMI
とても遅い	21.8	20.6
遅いほう	22.2	21.1
普通	22.8	21.5
速いほう	23.7	22.0
とても速い	24.4	23.0

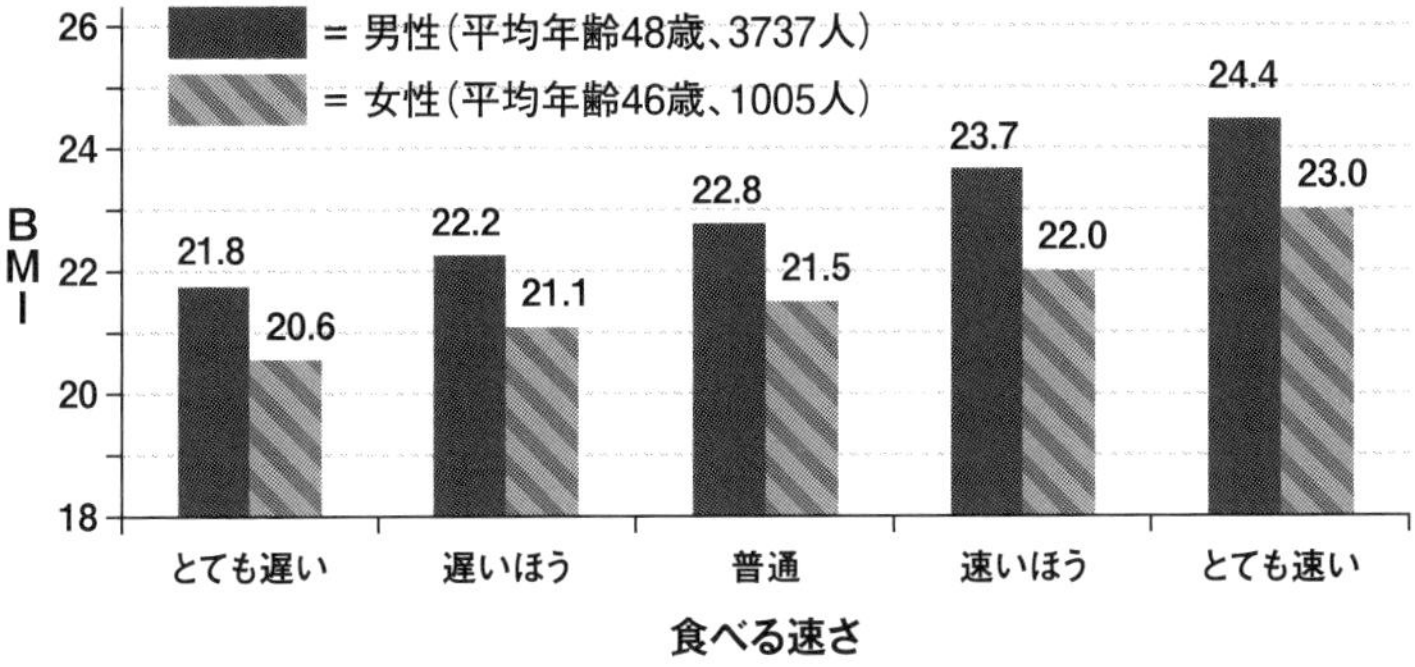

男性では食べる速度が速いほど摂取エネルギーが多く、肥満傾向。
女性は摂取エネルギーは増えないが、速度が速いだけで肥満する傾向が見られた。

※名古屋大学公衆衛生学、大塚、玉腰氏の2002年の研究より。

自力療法

38

朝昼晩、3食抜かすことなく規則正しく腹八分目で腎機能を守る

対象ステージ
G1〜G5

■規則正しい食事は腎機能の維持に不可欠

1日3食、規則正しく食べることは糖尿病や肥満の予防につながります。糖尿病や肥満は腎機能の低下を招いて慢性腎臓病を悪化させるので、**腎臓のためにも規則正しい食事は大切**です。

食事の間が短いと、前の食事で上がった血糖値が下がりきっていないため、インスリン分泌の乱れを引き起こします。逆に食事時間が開きすぎると食事で急激に血糖値が上がってしまいます。また、強い空腹感でつい食べすぎてしまいます。

5分でも長く寝ていたいと、朝食抜きという人も多いでしょう。しかし**朝食は体と脳を起こすために不可欠**。それに、前日の夕食から翌日のランチまで食事をとらないと空腹時間は約15時間に。一種の飢餓状態になって、体はランチの全エネルギーをたくわえようとして、肥満につながってしまいます。なかには1日1食で健康という人もいますが、**慢性腎臓病の人は3食きちんととり、腹八分目**を心がけてください。そして必要な栄養素は朝昼晩、まんべんなくとるようにしましょう。

腎臓にやさしい食事のとり方

1日3食規則正しく食べる

朝食を抜かない

- 15分早く起きて朝食の時間にあてる
- 朝食は9時までに
- **栄養バランスを考えたメニューを3〜4種類**決めておき、朝考えなくてもいいようにする
- 寝坊したときには次のようなものをとにかく食べて出かける
  おにぎり1個　ロールパン1個　野菜スープ　バナナ
  温めた牛乳　野菜ジュース　オートミール
- そんな時間もないときは**機能性ゼリー食品**だけでも食べる
- 駅ナカ朝食、ファストフード店で朝食、オフィスで朝食でもOK！

ランチの1時間はできるだけ確保

- ランチは**11時〜14時までの間**にとる
- どうしてもランチタイムにとれなかった場合は、できるだけ早めに、少しでも食べる
- 朝食が少なかった場合でも食べすぎないようにする

夕食は軽めに考える

- **就寝の3時間前**には食事を終えるように食べる
- 朝・昼にしっかり食べて夕食は軽めを心がける
- それまでに**とれなかった栄養素を積極的に**とり入れる
- 夕食の時間が9時以降になっても、**抜かずに軽いもの**を食べる
- 夕食が遅くなりそうなら、**主食（おにぎり、パン）を食べておき、帰宅後、おかずだけ**食べる

自力療法

39

食事療法は一段階ずつ、慣れを利用
焦らずくさらず、続けることが大切

対象ステージ
G1〜G5

■一気に100点を目指すのではなく、段階を踏んで進めると続けやすい

頭では食事療法の必要性を十分理解できていても、実行するとなると話は別。なかには三日坊主であきらめてしまう人もいるでしょう。慢性腎臓病は病状が進まないと自覚症状があらわれないことも、食事制限を我慢しにくい理由のひとつになっています。

そこで**「慣れ」を利用して食事療法を成功**させましょう。最初はつらくてもしばらく我慢すれば徐々に平気になっていくものです。たとえば**塩分制限**。いきなり1日6gにするのはだれにとってもむずかしいもの。まず**1日8gを目標に2週間**続けましょう。最初は薄味でおいしくないと思っても、2週間するとおいしくなってきます。次に**1日7g、これでまた2週間**。そして**最後に1日6g未満**に進みます。アルコールや揚げ物などの食事制限も同じようにやってみましょう。

食事制限はきちんとやらないと腎機能の悪化を招きますが、**あまりに完璧を求めると長続きしません**。「今日は60点だった」という日があってもいいのです。翌日また頑張って挽回しましょう。

食事療法は一段階ずつ進めて継続させる

80%→90%→100%を目指す

体重

Step 1
1カ月に1kg減を目指す

Step 2
運動をとり入れてやせやすくリバウンドしにくい体になったら、もう少し目標値を高くする

アルコール

Step 1
最後の「もう1杯」をやめる。
休肝日を週1日を1カ月続ける

Step 2
さらにもう1杯、我慢する。
休肝日を週に2日に

Step 3
適正アルコール量でやめる。
休肝日を週に3日に

減塩

Step 1
減らしやすい物からトライ。麺類のつゆを残す、ソースやしょうゆをかける量を減らす、塩分が多い物をやめるなど

Step 2
摂取塩分量1日8gを目標に2週間

Step 3
薄味に慣れたら、1日7gで2週間

Step 4
さらに慣れたら1日6g未満を実現

揚げ物

Step 1 毎日食べるのをやめる

Step 2 週に2回にする

Step 3 週に1回にする

※ 思い切りよく一気にやるほうがいい人は、その方法をとる。
それぞれ自分に合った方法で制限を実行しよう。
※ ステージG3以上では、すぐにたんぱく質やカリウム、リンなどの制限が必要な場合もあるので、医師や管理栄養士に相談してから。

- 目標を高くしすぎない
- 成果が出るのを焦らない。2カ月は我慢しよう
- 食事制限が守れないのを忙しさのせいにしない
- 病気への理解と制限の必要性をしっかり把握する
- 協力してくれる家族や周囲の人に感謝の念を忘れない
- 医師や管理栄養士は頼れる味方。
  チームで食事療法を進めるつもりで

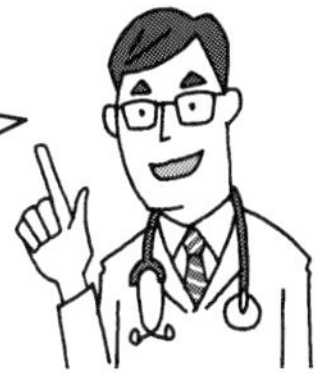

自力療法

40

水分制限は医師の指導で飲水量を抑える 透析療法導入後はドライウエイトに

対象ステージ
G4～G5

■尿量が十分でなくなったら、水分制限を開始する

ステージG1からG3の慢性腎臓病では、尿量が十分であるため、水分の制限は行いません。G4でも十分に尿が出ていれば問題はありません。しかしG4の一部の患者さんやG5では、腎臓のろ過機能が落ちて体の水分調節がうまく行えなくなり、尿量が減少してきます。そのような状態で水分を過剰摂取すると、むくみや、肺に水がたまる肺水腫を起こしてしまいます。そこで水分制限が必要になります。**1日にとれる水分量は体格や症状によって異なります**ので、医師の指導に従いましょう。ただし制限のしすぎは脱水を引き起こすので注意が必要です(→166ページ)。

ステージG5で慢性腎不全となり、透析療法になったら、やはり厳格な水分制限を行います。血液のろ過は人工透析で行えますが、水分調節まではむずかしいからです。体の水分量が増えると心臓に負担を与え、心臓に水がたまって心肥大を起こしてしまいます。透析患者さんは体の水分量を約60%に抑えるドライウエイトを保つようにします。

ステージG4、G5になったら水分が制限されることも

透析療法導入前

尿量が減少してきたら制限を始める

健康な人の尿量

1日800〜1500ml

摂取水分量や汗の量、季節、活動量などによって異なる

ステージが進み、尿量が減少すると

1日400ml以下=乏尿

1日100ml以下=無尿

透析療法導入後

水分摂取

食事に含まれる水分 1日1000ml以下に

代謝で生じる水分 約200ml

飲水量 1日1000ml以下に

水分排出

汗など生理的に失われる水分 約800ml

便に含まれる水分 約200ml

尿 徐々に減っていく

飲水量ー尿量=体重増加量
水分のとりすぎは体重増加になる。水分量約60%に保つ

一般的な体の水分の摂取量と排出量

1日の水分摂取量		1日の水分排出量	
飲水量	約800〜1300ml	尿	約1000〜1500ml
食事に含まれる水分	約1000ml	便に含まれる水分	約200ml
体内の代謝で生じる水分	約200ml	汗など生理的に失われる水分	約800ml
合計	2000〜2500ml	合計	2000〜2500ml

※摂取水分量や汗の量、季節、活動量などによって異なる。

自力療法

41

たんぱく質摂取を減らして腎臓の負担を軽減 慢性腎臓病を進行させない

対象ステージ
G3～G5

■多すぎても少なすぎても腎臓の負担に。適切な制限量を守ることが大事

慢性腎臓病が進行して**ステージG3以上になると、たんぱく質の摂取を制限する必要**が出てきます。たんぱく質は、消化されるとアミノ酸となり、エネルギー源や、血液、臓器、筋肉、神経伝達物質などの材料となる重要な栄養素です。体内で利用されると窒素化合物（尿素やクレアチニン）などの老廃物が生成され、腎臓はこの老廃物をろ過して尿中に排泄しますが、腎機能が低下していると、ろ過機能が十分に働かないため、血液中にたまってしまいます。この状態が進むと、**尿毒症**（↓186ページ）を引き起こすこともあります。

腎機能の低下を防ぐためのたんぱく質摂取は、**ステージG3aでは標準体重（↓39ページ）1kg当たり1日0・8～1・0gに**抑えます。たとえば標準体重70kgの人なら56～70gということになります。とはいえ、摂取量を減らしすぎるとエネルギー不足になり、また腎臓に負担がかかります。たんぱく質制限はなかなかむずかしいため、**医師による指導・管理や管理栄養士の助言が必要**になります。

たんぱく質摂取と腎機能の働き

たんぱく質は慢性腎臓病に悪い?

たんぱく質摂取

↓ 消化・吸収

代謝の過程で、老廃物ができる
有害物を含む窒素化合物(尿素やクレアチニンなど)が
生成され、血液中に排出される

↓ 腎臓へ

健康な人の場合
ろ過されて、
尿として排泄される

腎機能が低下していると
老廃物が体内にたまる
→慢性腎臓病が進行。
尿毒症を引き起こすことも!

ステージ別1日のたんぱく質摂取量

慢性腎臓病の進行に合わせて、たんぱく質を制限する。制限が厳しくなるほど、エネルギー量の確保が重要になってくる。1日のたんぱく質摂取量は、標準体重(→39ページ)をもとに算出する。

ステージG1~G2
過剰摂取に
気をつける

ステージG3a
標準体重
1kg当たり
1日0.8~1.0g

ステージG3b~G5
標準体重
1kg当たり
1日0.6~0.8g

【例①】
標準体重60kgの人が
0.8g摂取に制限する場合
60kg×0.8=48g
【例②】
標準体重75kgの人が
0.6g摂取に制限する場合
75kg×0.6=45g

自力療法

42

必須アミノ酸を含む良質なたんぱく質をとる
カルシウムやビタミンDを補えるものも

対象ステージ
G1〜G5

■必須アミノ酸をバランスよく含む食品を中心に、ビタミンDが多いたんぱく質もとろう

たんぱく質制限では、限られた摂取量でも、良質なたんぱく質をとることが大切です。たんぱく質の構成成分であるアミノ酸のうち、体内で合成されない「**必須アミノ酸**」を**バランスよく含んでいる物が、良質なたんぱく質**です。必須アミノ酸は**全部で９種類**。どれかひとつでも少ない物があると、他の必須アミノ酸も少ない摂取量に合わせた分しか活用されないため、**バランスが重視**されます。たんぱく質制限のないステージＧ１、Ｇ２の人でも良質なたんぱく質をとるようにしましょう。

良質なたんぱく質を含む食品選びには、左ページの**アミノ酸スコア**を目安にしましょう。一般に、必須アミノ酸をバランスよく含むのは動物性たんぱく質ですが、栄養バランスを考慮して、植物性たんぱく質も組み合わせましょう。また、たんぱく質食品を選ぶときに、たんぱく質以外の、たとえば、抗炎症作用があるとされるビタミンＤ、骨粗しょう症を予防するカルシウム、貧血を予防する鉄などがいっしょに含まれている食品を選ぶと、不足しがちな栄養素を補うことができます。

良質なたんぱく質を上手にとり入れよう

アミノ酸スコアの高い食材

アミノ酸スコアは、食品に含まれる必須アミノ酸の構成比率を評価する指標で、100に近いほど、良質なたんぱく質といえる。たんぱく質摂取量全体の60%をアミノ酸スコアの高い動物性たんぱく質にすると、食事全体のアミノ酸スコアを上げることができる。

肉・卵・乳製品

全品100

- 牛サーロイン
- 豚ロース
- 鶏モモ
- 卵
- 牛乳
- ヨーグルト

魚介類

- あじ**100**
- いわし**100**
- かつお**100**
- さけ**100**
- さば**100**
- ぶり**100**
- あさり**81**
- いか**71**

穀類

- 精白米**65**
- 玄米**68**
- 食パン**44**
- うどん生**41**

豆類

- 枝豆**92**
- 大豆**86**
- 木綿豆腐**82**
- 油揚げ**77**

野菜類

- ブロッコリー**80**
- じゃがいも**68**
- きゅうり**56**
- さやいんげん**68**
- なす**64**
- とうもろこし**74**
- ピーマン**68**

※「食品成分表2009」(女子栄養大学出版部)をもとに作成。

不足しがちな栄養素も補えるたんぱく質食品

カルシウムを含むたんぱく質食品
＝
骨粗しょう症予防につながる

ヨーグルト
牛乳
チーズ
木綿豆腐

ビタミンDを含むたんぱく質食品
＝
抗炎症作用をもつビタミンDを補う

さけ　さんま
さば　いわし

鉄を含むたんぱく質食品
＝
貧血改善につながる

牛ヒレ　豚ヒレ
牛モモ
鶏モモ(皮なし)
牛レバー　豚レバー
鶏レバー

自力療法

43

よく食べる食品のたんぱく質量を知っておくと、1日の摂取量を計算しやすい

対象ステージ
G1〜G5

■自分の制限量に合わせて、目分量でわかるようにする

慢性腎臓病のステージがG3以上になってたんぱく質制限が必要になったら、食品のたんぱく質量を知っておく必要があります。しかし、たんぱく質は、肉や卵、魚などの動物性食品だけでなく、ごはんやパンなどの炭水化物や、野菜などの植物性食品にも含まれているため、主食、主菜、副菜、すべてに含まれていることになります。これでは食品数が多すぎて覚えるのは無理な話です。

まずは、**自分がよく食べる主食と主菜のたんぱく質量を知る**ことから始めましょう。たとえば、**たんぱく質10g相当の食品の量を覚えておく、食品1食分に含まれるたんぱく質量を覚えておく**など、自分が使いやすい方法で覚えるといいでしょう。ステージG1〜G2の人なら、たんぱく質量を意識するだけで、とりすぎの予防につながります。また、**食品は計量する**ことをおすすめします。慣れるまではめんどうと感じるかもしれませんが、ふだんから量っていると「このさけの大きさなら、たんぱく質量18gくらい」といったことが目分量でわかるようになります。

覚えておこう、よく使う食品のたんぱく質量

1食分のたんぱく質量

主食

- **白飯** 茶碗1杯(180g) …… **4.5g**
- **食パン** 6枚切り1枚(60g) …… **5.6g**
- **うどん** 乾麺100g …… **8.5g**
- **そば** 乾麺100g …… **14g**
- **スパゲティ** 乾麺100g …… **12.2g**

おかず

- **豚ヒレ赤身** (80g) …… **17.8g**
- **豚カタロース赤身** (80g) …… **15.8g**
- **豚バラ** (80g) …… **11.5g**
- **鶏ササミ** (80g) …… **19.7g**
- **鶏モモ皮なし** (80g) …… **17.6g**
- **牛モモ赤身** (80g) …… **17.0g**
- **牛カタロース赤身** (80g) …… **13.2g**

- **まぐろ刺身** 3切れ(30g) …… **7.9g**
- **さけ** 1切れ(80g) …… **18g**
- **あじ** 1尾(75g) …… **14.8g**
- **たら** 1切れ(90g) …… **15.8g**

- **卵** 1個(50g) …… **6.2g**
- **牛乳** 200g …… **6.6g**
- **納豆** 1パック(40g) …… **6.6g**
- **絹ごし豆腐** ¼丁(100g) …… **4.9g**

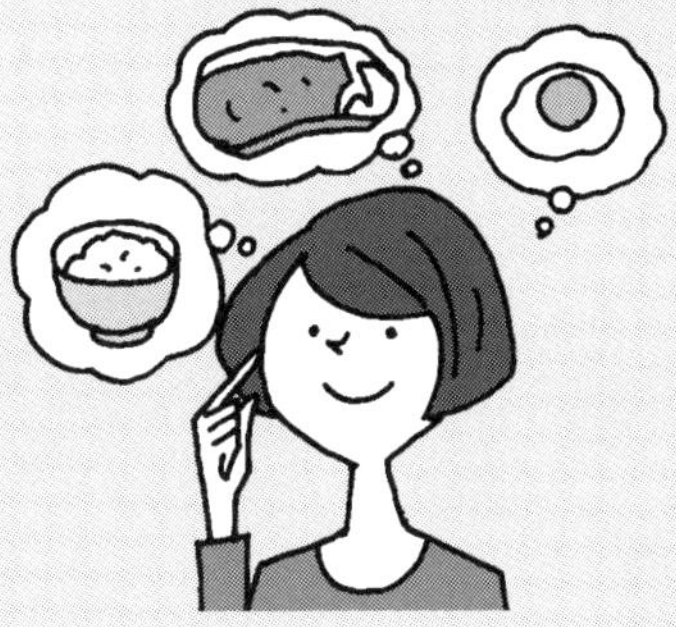

※文科省「食品成分データベース」をもとに作成。

自力療法

44

木綿豆腐より絹ごし豆腐、赤身より白身 たんぱく質量が少ないものを選ぶ

対象ステージ
G1〜G5

■同じ食材でも、大きさや量を変えずにたんぱく質量を減らすには

腎機能の維持をはかりつつ、十分な栄養をとるには、**できるだけ多くの食品から良質なたんぱく質を摂取する**必要があります。それには食品一つひとつのたんぱく質量を抑えるのがいいでしょう。しかし料理の見た目が小さくなったり、量が減ってしまうのでは、物足らない感じを抱いてしまいます。そこで、同じ種類や似ている食品なら、より低たんぱく質な食品を選ぶことで、大きさや量はそのままでたんぱく質を減らせます。たとえば、**豆腐は木綿より絹**、つまり絹ごし豆腐のほうが木綿豆腐より水分量が多く原料の密度が低いので、たんぱく質量も少なくなっています。また、魚は、たいやたらなどの**白身の魚のほうが**、**かつおやまぐろなどの赤身の魚より低たんぱく**です。

見た目のボリュームが気になるときは、たんぱく質をほとんど含まない、こんにゃくやしらたきを使って**かさ増し**(↓52ページ)すると、食べごたえがアップします。また、**魚は尾頭付きに**、**鶏肉は骨付きに**すると、豪華な盛り付けができて、見た目の満足感につながります。

似た食材なら たんぱく質量が少ないほうを選ぶ

低たんぱくなのはどっち？

似ている食品でもたんぱく質の含有量には差があるので、
含有量の少ないほうを選ぼう。たとえ1～2gでも、積もれば大きい。
※数字は100g中のたんぱく質含有量。

赤身 かつお……25.8g	＞	白身 真だい……20.6g
赤身 黒まぐろ……26.4g	＞	白身 たら……17.6g
ぶり生……21.4g	＞	はまち養殖生……20.7g
大正えび……21.7g	＞	ブラックタイガー……18.4g
木綿豆腐……6.6g	＞	絹ごし豆腐……4.9g
大豆もやし……3.7g	＞	緑豆もやし……1.7g

なばな（ゆで）……3.6g
＞
ほうれん草（ゆで）……2.6g
＞
小松菜（ゆで）……1.6g

やつがしら生……3.0g
＞
長芋生……2.2g
＞
里芋生……1.5g

※文科省「食品成分データベース」をもとに作成。

自力療法

45 主食のたんぱく質を減らしてその分をおかずに 低たんぱくの治療用特殊食品を活用

対象ステージ G3～G5

■主食を治療用特殊食品に置きかえると、家族と同じおかずが食べられることも

慢性腎臓病でたんぱく質摂取に制限が出された場合、摂取するたんぱく質量を減らすには、おかずだけでなく主食の量も減らさなければいけません。ごはんや麺類、パンなどにもたんぱく質が含まれているからです。食事の量が減ってしまうと、「これだけしか食べられない」という気持ちが強くなってしまいます。とくにステージG3～G5の人が、1日に必要なエネルギー量と栄養のバランスを考えながらたんぱく質量を減らそうとすると、慣れるまではむずかしく、ストレスを感じてしまいがちです。こうしたむずかしさを軽減してくれるのが、**低たんぱくの治療用特殊食品**です。

ごはん、麺類、パンなどの主食を治療用特殊食品に差し替えると、量を増やすことができます。また、**主食で減らした分のたんぱく質をおかずでとることもできる**ので、**普通食とほぼ同じおかずを食べられる**、**もう1品おかずを増やせる**など食事の幅が広がります。なお、低たんぱくの治療用特殊食品には、たんぱく質調整食品とでんぷん製品（ほとんどたんぱく質を含まない）があります。

低たんぱく治療用特殊食品を上手に使う

主食を治療用特殊食品に置きかえると?

ごはん1杯(180g) たんぱく質 4.5g

↓

たんぱく質調整ごはん(180g) たんぱく質 0.1~0.9g

↓

でんぷんごはん(180g) たんぱく質 0.1g

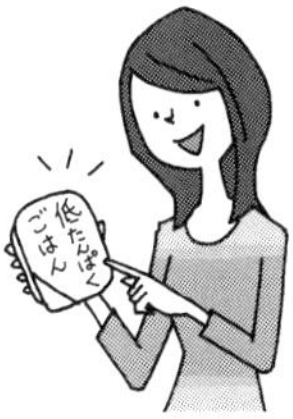

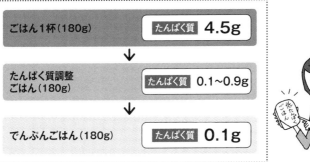

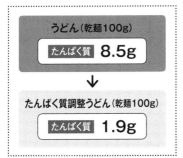

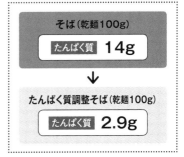

うどん(乾麺100g) たんぱく質 8.5g

↓

たんぱく質調整うどん(乾麺100g) たんぱく質 1.9g

そば(乾麺100g) たんぱく質 14g

↓

たんぱく質調整そば(乾麺100g) たんぱく質 2.9g

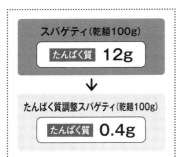

スパゲティ(乾麺100g) たんぱく質 12g

↓

たんぱく質調整スパゲティ(乾麺100g) たんぱく質 0.4g

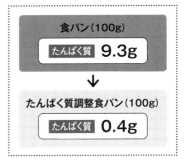

食パン(100g) たんぱく質 9.3g

↓

たんぱく質調整食パン(100g) たんぱく質 0.4g

※メーカー、商品によって異なる。普通食は文科省「食品成分データベース」をもとに作成。
※どの特殊食品を用いるかや入手方法は、主治医や管理栄養士に相談する。

自力療法

46 低たんぱく食による摂取エネルギー不足は脂質と糖質で補う 必要エネルギーを確保!

対象ステージ G3～G5

■たんぱく質減でエネルギー不足になりがち。こんな工夫でエネルギーをプラス

たんぱく質はエネルギー源でもあるので、慢性腎臓病でたんぱく質制限がある場合に摂取量を減らすと、エネルギー不足になりがちです。エネルギー量が不足すると、体は脂肪や筋肉に蓄積されたたんぱく質からエネルギーを補おうとします。このとき、カリウムが血液中に出てきますが、腎機能が低下していると、カリウムをうまく排泄できず、高カリウム血症になってしまいます。また腎臓にも負担をかけるため、せっかくたんぱく質制限をしてもなんにもなりません。

そこで、**不足したエネルギーを脂質や糖質で補います**。このふたつの栄養素は、たんぱく質をほとんど含まないので、エネルギーアップに活用できます。ゆでる、蒸すといった調理法でなく、**油で炒める、揚げる、焼く、にし、糖分やでんぷん製品をプラスする**などで食事のエネルギー量を上げていきます。ただし脂質のとりすぎは動脈硬化や高血圧の原因になって腎機能も低下させます。また、糖尿病の人は糖質のとりすぎに注意が必要です。

エネルギー不足を補う カロリーアップの調理法

調理法、食材でアップさせる

油を使う

オリーブオイル・サラダ油
大さじ1＝111kcal

チキンソテー → **唐揚**

ゆで卵 → **目玉焼き、卵焼き**

ごはん → **チャーハン**

焼魚 → **バター焼き、魚フライ**

生野菜サラダ → **野菜炒め**

パン → **バターを塗る、オリーブオイルをたらす**

砂糖を使う

砂糖大さじ1　＝約35kcal
ハチミツ大さじ1
＝約62kcal
ジャム大さじ1＝約54kcal

パン → **ジャムやハチミツをつける**

でんぷん製品を使う

片栗粉や**春雨**などを活用

片栗粉小さじ1＝10kcal
春雨10g＝約35kcal

- 片栗粉をスープ類や炒め物に入れる
- 片栗粉と砂糖、酢を使って甘酢あんかけにする
- 春雨をスープ類や炒め物、サラダに加える

間食をする

たんぱく質を含まないクッキーやゼリー、ジュースなどでエネルギーを補う。市販品を購入する際は、パッケージの表示欄でたんぱく質の含有量を確認すること。でんぷんを使ってつくられた治療用特殊食品などもある。

※文科省「食品成分データベース」をもとに作成。

自力療法 47

カリウム制限では、減塩食品にも注意
ナトリウムの代わりに使っていることも

対象ステージ G3～G5

■体に必要なカリウムも過剰になれば命にかかわる事態に

カリウムはミネラルの一種で、血圧や体の水分量の維持などの役割をもつ、なくてはならない要素です。通常は体内で一定量が保たれていますが、慢性腎臓病で腎機能が低下すると排泄がうまくいかなくなり、体は高カリウム血症になってしまいます。**高カリウム血症に陥ると、嘔吐、しびれ感、脱力感、不整脈**などがあらわれ、放置すると命にかかわります。

慢性腎臓病のステージG3以上の人では、食事からのカリウムをできるだけ減らすことが必要になります。**食材だけでなく調理法でも減らすことができる**ので工夫してみましょう（→126ページ）。

気をつけたいのは減塩食品です。しょうゆやみそなどの**減塩調味料**のなかには、ナトリウムを使う代わりに**塩化カリウムでからさを出している物**があります。知らずに使うとカリウムの過剰摂取になり、高カリウム血症を起こして不整脈で意識を失うことも。**パッケージに「塩化カリウム不使用」と書いてある物を選びましょう。**

腎機能の低下でカリウムの排泄がしにくくなる

多くの要因から高カリウム血症が引き起こされる

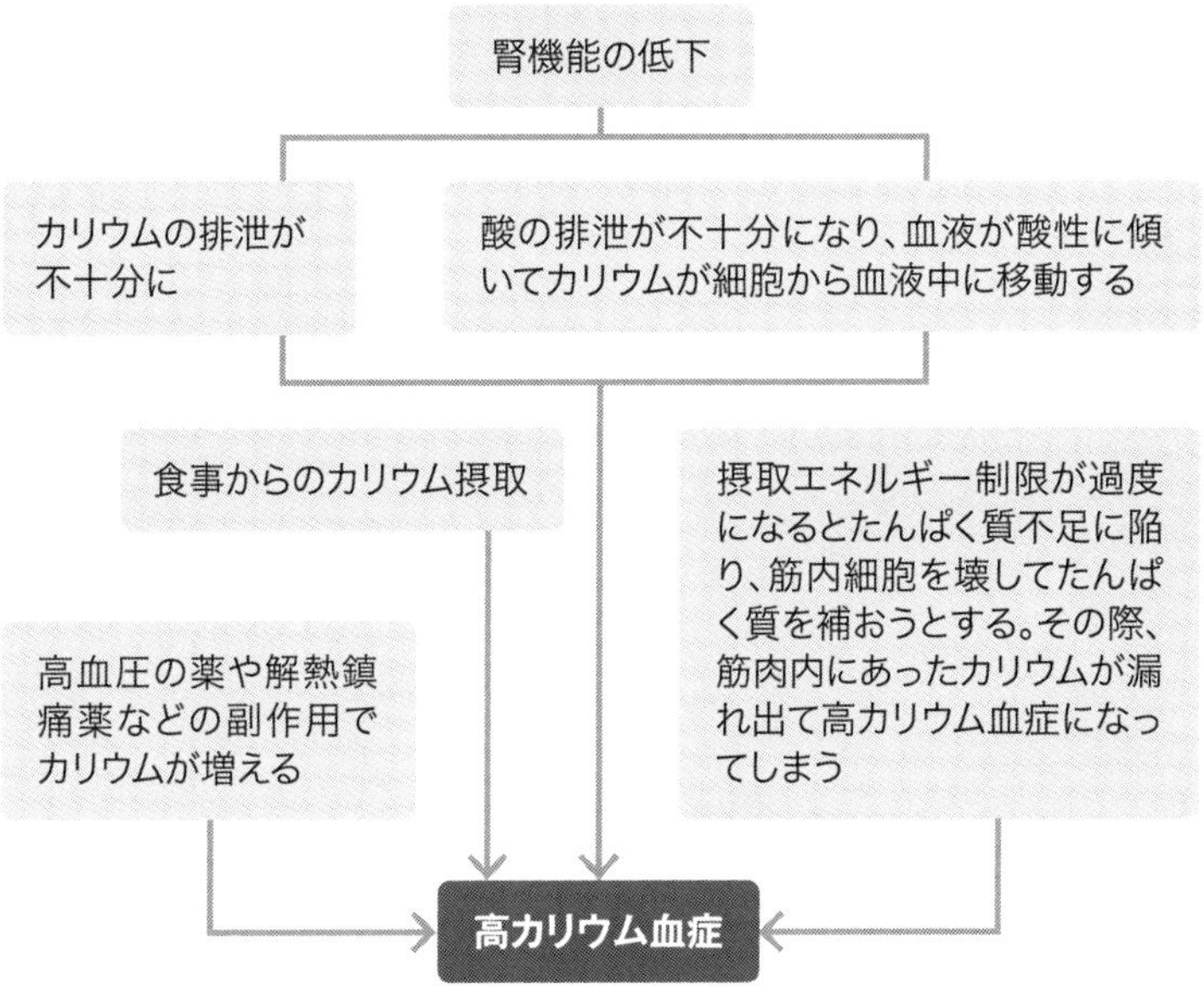
腎機能の低下
カリウムの排泄が不十分に
酸の排泄が不十分になり、血液が酸性に傾いてカリウムが細胞から血液中に移動する
食事からのカリウム摂取
摂取エネルギー制限が過度になるとたんぱく質不足に陥り、筋肉細胞を壊してたんぱく質を補おうとする。その際、筋肉内にあったカリウムが漏れ出て高カリウム血症になってしまう
高血圧の薬や解熱鎮痛薬などの副作用でカリウムが増える
高カリウム血症

血中カリウム値

基準値
3.6〜5.0mEq/L

高カリウム血症
5.5mEq/L以上
7.0mEq/L以上になると心停止の危険性も

減塩食品に注意する

たとえば栄養成分表に
こう書かれていたら使うのを控えよう

エネルギー	○kcal
たんぱく質	○g
脂質	○g
炭水化物	○g
ナトリウム	1900mg
カリウム	3000mg
食塩相当量	○g

自力療法

48

ゆでる・水にさらす調理法でカリウムを約50%カット

対象ステージ
G3〜G5

■ドライフルーツや乾物は要注意。1日の摂取量を2000mg以下に

腎機能の低下が進み、体内のカリウムの排泄が十分でなくなった場合、食事からのカリウムを制限する必要があります。カリウムはいも類や大豆、ほうれん草などの緑黄色野菜、果物などに多く含まれています。これらの食材は食物繊維やミネラル、ビタミンなどを豊富に含み、慢性腎臓病の人にとって大切な栄養源になるため、すべてカットしてしまうことはむずかしいのです。そこで、カリウムが水に溶け出やすいという性質を利用して、**調理法の工夫でカリウム含有量を減らしましょう。食材によってはカリウムを約半分に減らすことができる**ものもあります。

もちろん、カリウムを多く含む食品はできるだけとらないようにしましょう。じつはたんぱく質を減らすとカリウム摂取量も減るのですが、栄養バランスを崩さないようにしなければなりません。管理栄養士に相談しましょう。ステージG4以上では**1日の摂取目安量は1500mg以下**です。ドライフルーツやナッツ類には多く含まれるので、おつまみやおやつで食べるのを控えましょう。

カリウムを減らす調理のコツ

調理法で減らす

水にさらす

サラダに使う生野菜や、調理前の葉物野菜、根菜などを水に1時間程度さらすだけでカリウムを減らせる。

切断面を多くする

水にさらす、ゆでこぼす場合は、細かく切って水に触れる面を多くする。そうするとカリウムの流出量が多くなる。

ゆでこぼす

ほうれん草やブロッコリーなど、ゆでこぼすとカリウムの量を半分くらいに減らせる。電子レンジで加熱した場合は、そのあとで水にさらす。

しぼる

さらす、ゆでこぼすのあとはさらにしぼって、水分をカットする。

さらに煮る

さらす、ゆでる、しぼるのあと、煮るとさらにカリウムをカットできる。ただし煮汁は食べないようにする。

カリウムが多い食材(100g中の含有量)

乾物

干ししいたけ 2100mg
切り干し大根 3500mg

豆類

大豆(乾) …1900mg
アーモンド … 760mg
落花生……… 740mg

野菜・いも類

ふきのとう … 740mg
ほうれん草 … 690mg
里芋………… 640mg
枝豆………… 590mg
やまと芋 …… 590mg
モロヘイヤ … 530mg
たけのこ …… 520mg
にら ………… 510mg
小松菜……… 500mg

ドライフルーツ類

(たとえば乾燥あんず1300mg、乾燥いちじく840mg、干しぶどう740mgなど)

魚・肉

黒まぐろ(赤身)380mg
真あじ ……… 360mg
さけ ………… 350mg
いか ………… 300mg
豚モモ肉(赤身)370mg
牛モモ肉(赤身)340mg

※文科省「食品成分データベース」をもとに作成。

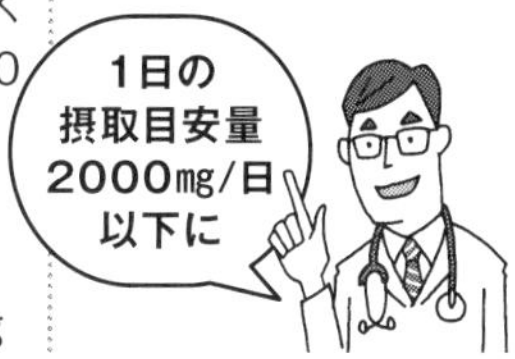

自力療法

49 加工食品やファストフードを控えてリン摂取を減らす

対象ステージ G3～G5

■食事だけで制限がむずかしい場合は薬を用いることも

慢性腎臓病で腎機能が低下すると、リンの排泄が十分でなくなります。リンはカルシウムと結びついて、骨や歯、細胞膜の材料になる、神経や筋肉の働きを正常に保つなどの役割をもっています。慢性腎臓病によってリンの量が一定に保たれなくなると高リン血症を起こして、リンとカルシウムが結合した物質が体のさまざまな部分に沈着、石灰化や動脈硬化を起こします。一方、腎機能の低下によって体内のカルシウム量が減少。リンが過剰な状態にこのカルシウム不足が加わると、骨からカルシウムが溶け出て、骨粗しょう症を引き起こします。

リンの摂取は、**インスタント食品やファストフードなどを控える**、**さらす**、**ゆでるなどで減らす**こともできます。またリンはたんぱく質の多い食材に含まれているので、**低たんぱく食**を実行すれば摂取量は抑えられます。しかし同時にカルシウム摂取も減ってしまうため、食事だけでバランスをとるのがむずかしい場合は、リンの排泄を促す薬などを用います。

リンの摂取を減らすには

慢性腎臓病と体内のリンの関係

腎機能の低下

- リンの排泄が不十分になり体内にリンが増える
  - → リンとカルシウムが結合
    - → **体のさまざまな部分に石灰化が起こる、動脈硬化が促進される、関節痛などがあらわれる**
  - → 副甲状腺ホルモン分泌が過剰になって骨からカルシウムを溶かし出す
    - → **骨粗しょう症が促進される**
- ビタミンDの活性化が不十分に
  - → 腸管でのカルシウム吸収が低下して、体内のカルシウム量が減る
    - → 副甲状腺ホルモン分泌が過剰になって骨からカルシウムを溶かし出す

リンの摂取を減らす工夫

低たんぱく質食を実行する
→112ページ

さらす、ゆでる調理法で減らす
カリウムと同じように含有量を減らすことができる（→127ページ）。

インスタント食品、ファストフード、加工食品を控える
リン酸塩が添加物として含まれている。

薬を利用する
リンの排泄を促す薬、カルシウムを補う薬、ビタミンDを活性化させる薬などを用いる。

リンが多い食材を減らす
（100g中の含有量）

煮干し	1500mg
たたみいわし	1400mg
するめ	1100mg
干しえび	990mg
高野豆腐	820mg
しらす干し（半乾燥）	860mg
プロセスチーズ	730mg
大豆（乾）	490mg
卵黄	570mg
いくら	530mg
アーモンド	460mg

※文科省「食品成分データベース」をもとに作成。

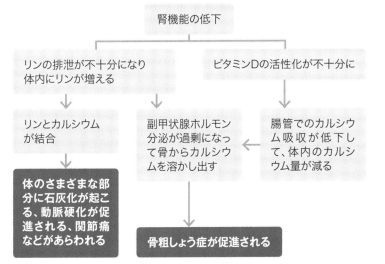

自力療法

50

リン、カリウムが少ない卵白の栄養に注目！ 卵黄に比べて安心して食べられる

対象ステージ
G3～G5

■サラダやカレーに入れてかさ増しにも役立つ

慢性腎臓病でリンの制限のある人には**卵白がおすすめ**です。卵白はリンは少なく、しかも脂質が含まれておらず、必須アミノ酸を含むたんぱく質は豊富です。

卵白というと卵黄に比べて添え物のようですが、**フリッターの衣**にするほか、卵白だけレンジで固ゆでにして**サラダやカレーにトッピング**したり、**スープに卵白だけ溶いて入れる**など、レシピもさまざま。菓子類にも使えます。工夫してメニューにとり入れましょう。

卵白と卵黄の栄養素の違い（可食部100g当たり）

区分	たまごの成分表													
	エネルギー	たんぱく質	必須アミノ酸によるたんぱく質	脂質	糖質	カルシウム	リン	鉄分	亜鉛	ナトリウム	カリウム	ビタミン ビタミンA（レチノール活性当量）	ビタミン ビタミンD	ビタミン ビタミンB2
	kcal	g				mg						μg		mg
全卵	151	12.3	10.6	10.3	0.3	51	180	1.8	1.3	140	130	150	1.8	0.43
卵黄	387	16.5	13.5	33.5	0.1	150	570	6.0	4.2	48	87	480	5.9	0.52
卵白	47	10.5	9.3	–	0.4	6	11	0	–	180	140	0	0	0.39

※文科省「食品成分データベース」をもとに作成。

PART
3

慢性腎臓病を悪化させない

運動療法

慢性腎臓病の悪化を防ぐには
有酸素運動を毎日続けることが大切。
ステージに合わせたストレッチや筋トレも加えて、
血流を改善して腎機能をアップさせましょう。

自力療法
51
ステージに合わせた有酸素運動で腎機能維持を目指す

対象ステージ
G1~G5

■ステージが進んでいても、状態に合った運動を行う

これまで慢性腎臓病は安静を保って運動療法は行わないほうがいいとされてきました。しかし最近ではステージや病状に合わせた適切な運動を行うことで、**血圧の改善**や**血糖値の低下**、**脂肪の燃焼**、**肥満の解消**、**血流の改善**、**筋肉や身体機能の維持**などが見込まれ、総合的に腎機能の低下を抑えることがわかってきました。ステージG1、G2の人は5~6メッツ(左ページ参照)を、ステージG3以上の人は2~3メッツを目安にするといいでしょう。しかし過剰な運動は慢性腎臓病を悪化させてしまいます。運動療法は医師の指導に従って行いましょう。病状、糖尿病や高血圧などの合併症の状態などを考慮して、一人ひとりに合ったプログラムを組んでもらいます。

慢性腎臓病の運動療法で大切なポイントは、①**状態に合わせた無理のない運動**を、②体調がすぐれないときには行わない、③酸素を取り込みながら行う**有酸素運動を中心にプログラミング**、④こまめに水分補給、⑤**すぐに効果を期待せず、とにかく続ける**。この5つを覚えておきましょう。

ステージによる運動のおおよその目安

- **ステージG1**、**G2**の人は少し汗ばむ程度の**5〜6メッツ**を目安に
- **ステージG3以上**の人は無理せず、**2〜3メッツ**から始めてみる。繰り返し行うことで効果が期待できる
- **7メッツ以上**になると、筋肉を使いすぎて老廃物が増え、腎臓に負担をかける。汗で水分が失われることもマイナスに

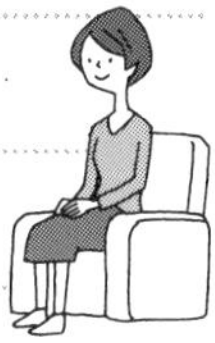

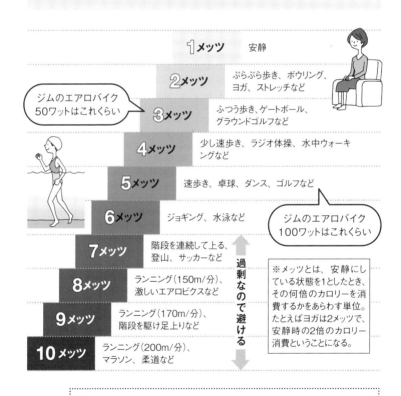

1メッツ	安静
2メッツ	ぶらぶら歩き、ボウリング、ヨガ、ストレッチなど
3メッツ	ふつう歩き、ゲートボール、グラウンドゴルフなど
4メッツ	少し速歩き、ラジオ体操、水中ウォーキングなど
5メッツ	速歩き、卓球、ダンス、ゴルフなど
6メッツ	ジョギング、水泳など
7メッツ	階段を連続して上る、登山、サッカーなど
8メッツ	ランニング(150m/分)、激しいエアロビクスなど
9メッツ	ランニング(170m/分)、階段を駆け足上りなど
10メッツ	ランニング(200m/分)、マラソン、柔道など

ジムのエアロバイク50ワットはこれくらい（3メッツ）

ジムのエアロバイク100ワットはこれくらい（5メッツ）

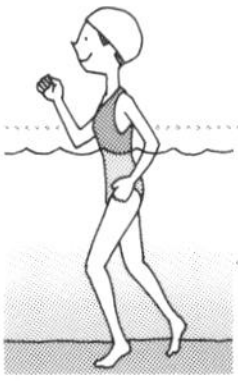

過剰なので避ける（7メッツ以上）

※メッツとは、安静にしている状態を1としたとき、その何倍のカロリーを消費するかをあらわす単位。たとえばヨガは2メッツで、安静時の2倍のカロリー消費ということになる。

注意! この図はあくまでも目安。運動療法を始める前には、必ず医師の診断をあおぎ、許可が出てからにしよう。

自力療法

52

こまめに歩くウォーキングで血流を促し、腎機能を維持する

対象ステージ G1～G3

■第二の心臓を大いに動かして、血流を促進

安全な運動としておすすめなのがウォーキングです。全身の筋肉の半分以上がある下半身を動かすと、ポンプのように血流を促してくれます。そのため、脚は第二の心臓と呼ばれています。酸素を取り込みながら行う有酸素運動の**ウォーキングはその人に合った運動強度を選びやすく、最も気軽に始められる運動**です。一方、短距離走やダンベルなど、呼吸を止めて瞬間的に大きな力を出す無酸素運動は血圧が上がりやすいため、慢性腎臓病の人は避けましょう。

まず自分の状態に合わせて、1回に歩く時間、速さ、頻度などを医師に指導してもらいましょう。たとえば1回30分と言われて、30分まとまった時間がとれなくても、通勤や買い物も含め、1日の合計が30分になるように**こまめに歩けばOK**です。血流がよくなって腎臓に流れ込む血液量も増え、腎機能維持にプラスになります。そして大切なのは継続することです。さらに、少しずつ運動の持続時間を伸ばしたり、回数を増やすなど、**ステップアップを目標にすると続けやすい**でしょう。

ウォーキングは正しい姿勢で行うと効果大!

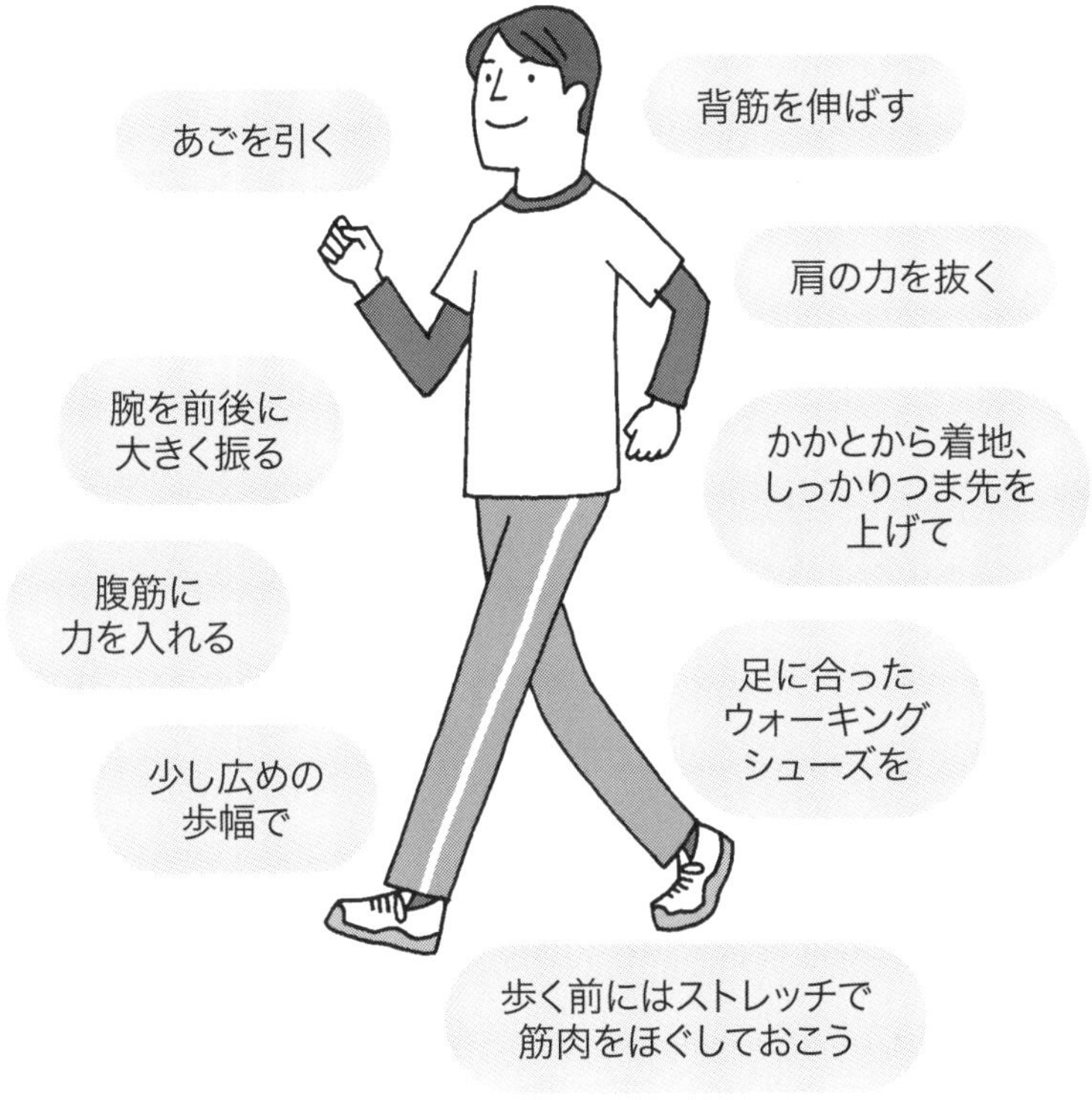
あごを引く
背筋を伸ばす
肩の力を抜く
腕を前後に
大きく振る
かかとから着地、
しっかりつま先を
上げて
腹筋に
力を入れる
足に合った
ウォーキング
シューズを
少し広めの
歩幅で
歩く前にはストレッチで
筋肉をほぐしておこう

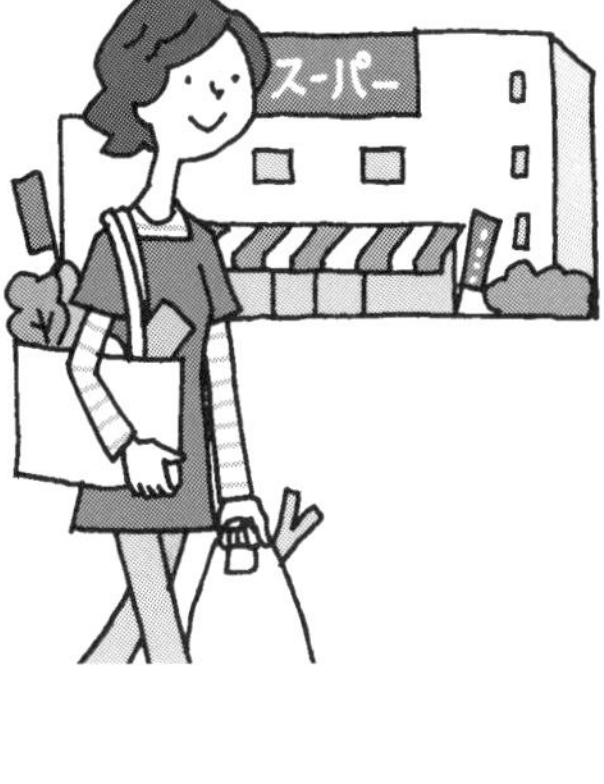

歩く機会を増やす工夫

- エスカレーターを使わず階段をのぼる
- 徒歩で20分の距離なら歩いて行く
- 家や会社から遠いほうのコンビニ、スーパー、銀行などに行く
- 買いだめしないで毎日買い物に行く

自力療法
53

家事は3メッツ4メッツも！意識して体を動かし、慢性腎臓病の悪化を防ぐ

対象ステージ
G1〜G3

■掃除で3メッツ、子どもと遊んで4メッツ、運動強度は高い

毎日の通勤などがない場合、なかなか体を動かす機会に恵まれません。決まった時間にウォーキングできればいいのですが、時間がとれないこともあるでしょう。そんなときは、家事を運動に変える工夫をしてみましょう。もともと家事はけっこう運動強度の高いものが多いのです（左ページ参照）。たとえば掃除をするときに「3メッツ運動中」と意識しながらやってみましょう。**腹筋を引き締め、膝や腰が痛くない人はかがんで立つ動作を入れる**と、体幹や筋肉に刺激を入れられます。**利き手でないほうで窓ガラスを拭く**と、ふだんあまり使わない筋肉を動かすこともできます。

こまめに体を動かすことは消費エネルギーを増やして肥満や脂質異常症、糖尿病の改善になります。そのことが慢性腎臓病の悪化を防ぐ有効な方法になるのです。ただし、ステージG4以上になると、生活の中でさまざまな制限が出てきます（↓148ページ）。また制限のない人でも、体調の悪いときには無理をしてはいけません。医師と相談しながらにしましょう。

家事を運動に！

家事はこれくらいの運動強度

- 洗濯 ………… 2メッツ
- 調理 ………… 2メッツ
- 掃除（部屋の掃除、床磨き、風呂掃除） ………… 3メッツ
- 子どもの世話 ………… 3メッツ
- 軽い荷物運び ………… 3メッツ
- 庭の草むしり ………… 4メッツ
- 子どもと遊ぶ ………… 4メッツ

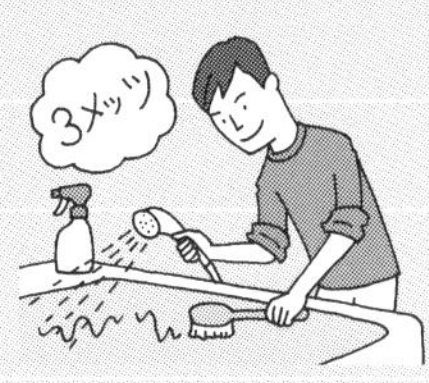

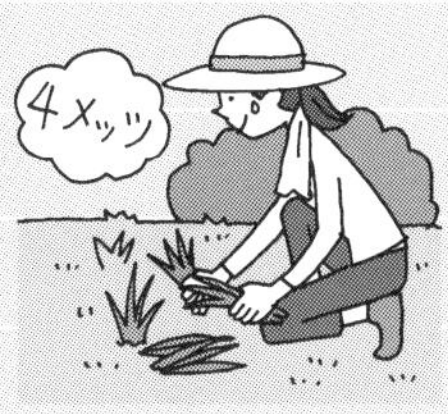

そのほかに

4 メッツ	動物の世話（中くらいの強度）、車椅子を押す
5 メッツ	農作業、電動芝刈り機、子どもや動物と遊ぶ（激しく）
6 メッツ	家具などの移動・運搬、雪かき

ひと工夫で「ながら運動」

- 掃除機をかけるとき、空いた手で掃除機を持つ
- 荷物を持ち上げるとき、冷蔵庫の下の段から物を出すときなど、かがんでから立つ
- 利き手でない手で窓ガラスを拭く
- フローリングの床を雑巾がけ
- キッチンでかかとの上げ下げ運動を
- 洗い物の時間は腹式呼吸で腹筋を鍛えよう

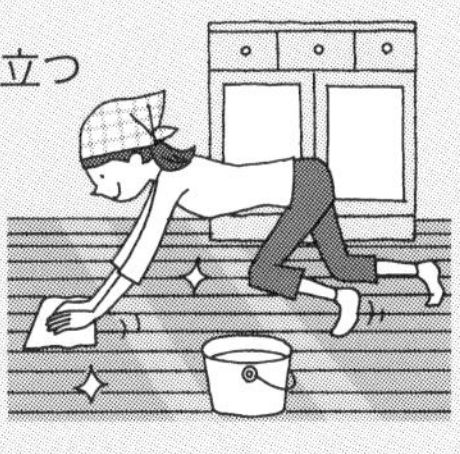

どれも腹筋を意識して、
お尻をきゅっと引き締める感じで行うと効果が上がる

自力療法

54

椅子に座ってレジスタンス運動
筋肉を刺激して血流増、腎機能を維持する

対象ステージ
G1〜G5

■1日1回、繰り返せば筋肉を維持できる

ウォーキングなどの有酸素運動は心肺機能を高めたり、脂肪を燃焼させる効果がありますが、筋肉を維持するために筋肉トレーニングを行いましょう。筋トレは特定の部位の筋肉に一定の刺激（抵抗＝レジスタンス）を与える運動で、レジスタンス運動とも呼ばれています。筋肉が維持できると、**血流が増えて血圧や血糖値を下げる**効果が期待できます。腎臓への血液量も増えて腎機能が維持され、さらには**むくみや冷えの改善効果**もあります。

慢性腎臓病では、**運動強度が低いレジスタンス運動が推奨**されています。強いレジスタンス運動では筋肉内にたまった老廃物を排泄しなければならず、腎臓に負担をかけてしまうからです。しかし、ステージがG1くらいで体力もある人なら、ジムに行って筋力を維持するのもいいでしょう。ただし運動強度や頻度は医師と相談して決めましょう。G2以上の人では、左ページにあるような、家の中でできる簡単なレジスタンス運動がおすすめです。

簡単!筋力トレーニング（レジスタンス運動）

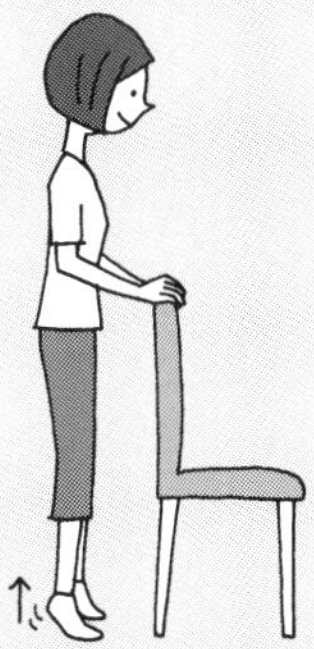

かかと上げ運動

1. 椅子などつかまれる物の脇に立つ
2. 足を肩幅に開いて、両足のかかとを上げる
3. 3秒間キープして下ろす
4. 10回行う

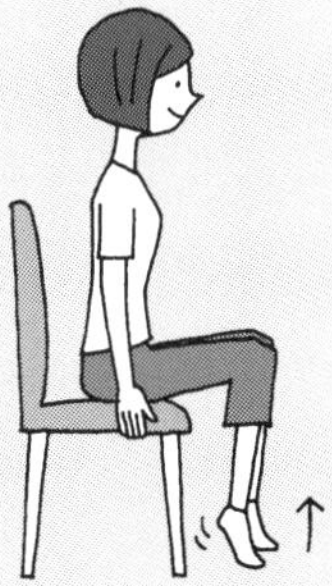

椅子に座ってつま先・かかと上げ

1. 椅子に座って足を肩幅に開く
2. 両足のつま先を上げて4秒キープし、下ろす
3. 両足のかかとを上げて4秒キープし、下ろす
4. それぞれ5回ずつ行う

足首のストレッチにもなる

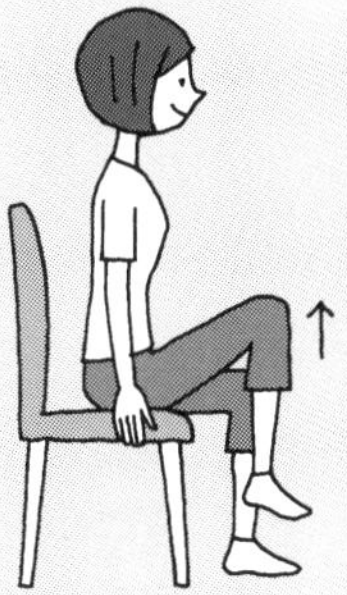

椅子に座ってもも上げ

1. 椅子に座って足を肩幅に開く
2. 片脚のももを上げて4秒キープし、下ろす
3. もう片方のももを上げて4秒キープし、下ろす
4. それぞれ5回ずつ行う

自力療法

55 ステージG1、G2の人はロコトレを ロコモを防いで慢性腎臓病の進行もストップ

対象ステージ
G1～G2

■**転倒や寝たきりを予防するために、早い段階からロコトレを**

骨や筋肉、関節、軟骨、椎間板などの運動器に障害が起きて、歩行など、日常生活に支障をきたした状態をロコモティブシンドローム（運動器症候群）、通称ロコモと呼んでいます。**ロコモになると寝たきりになるリスクが非常に高く**なります。加齢によってある程度起こるのは仕方がありませんが、ロコトレ（ロコモーショントレーニング）などで発症を遅らせることができます。

ロコトレは片脚立ちとスクワットを毎日続けて行います。運動機能の維持だけでなく、体の安定性も鍛えられ、血流が増えて基礎代謝も上がります。つまり肥満や高血圧、糖尿病の改善効果も期待できるのです。慢性腎臓病を悪化させるこれらの病気を改善してくれるのですから、**腎機能維持のためにも1日1回、続けましょう**。慢性腎臓病が進行すると運動制限が必要になり、ロコモを予防したくてもできない状態になります。ステージG1、G2の早い段階からロコトレをとり入れて、運動機能の維持プラス腎機能の維持に努めましょう。

ロコトレをやってみよう

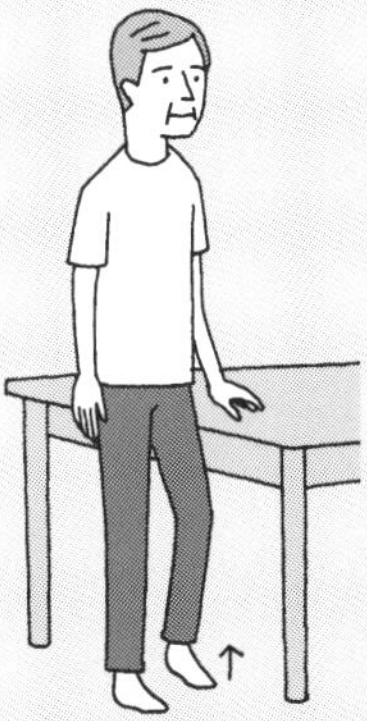

片脚立ち

❶ 机のわきに立って左手で体を支える
❷ 背筋をまっすぐ伸ばし、前を見たまま左足を床につかない程度に上げる
❸ そのまま1分間キープ
❹ 次に右手で体を支え、同じように右足を上げて1分間キープする
❺ これを1日3回行う

余裕があったら、指だけで支えたり、支えなしでやってみる

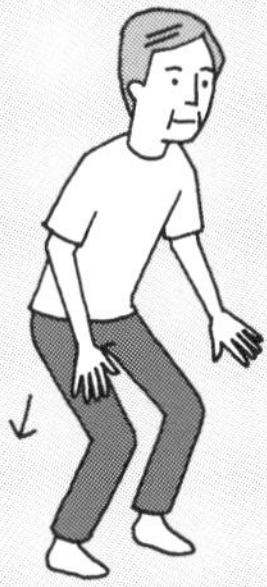

スクワット

❶ 足を肩幅に開いて立ち、左右のつま先を30度くらい外側に開く
❷ ひざがつま先よりも前に出ないように気をつけながら、お尻を後ろに引くような感じで体をしずめる。ひざは90度以上曲げないようにする
❸ 深呼吸するゆったりしたペースで5〜6回繰り返す
❹ これを1日3回行う

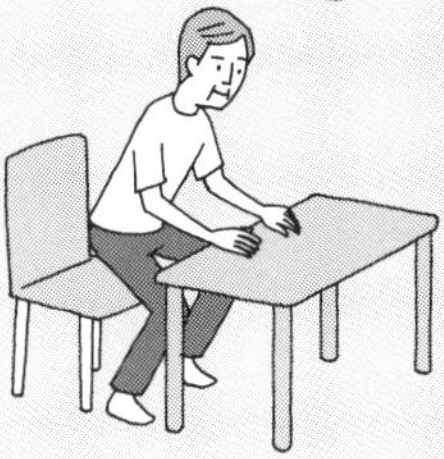

これでもOK！

椅子に腰かけて、机に手をついて立つ・座るの動作を繰り返す

自力療法

56 各部位1分ずつのマッサージで血流改善 むくみ・冷えも解消できる

対象ステージ
G1〜G5

■ **運動できない場合でも1日1回のマッサージを**

慢性腎臓病で運動制限のある人は、マッサージで血行を促しましょう。

腎機能が低下してくると全身の血流が不十分になり、体に水分がたまりやすくなります。とくに心臓から離れた末梢血管は血行が悪くなりがち。運動で筋肉に刺激を与えることがベストですが、**マッサージで外から力を加える**ことでも、一定の効果が期待できます。とくに、**ふくらはぎや太もも**といった大きな筋肉のマッサージは効果的です。左ページにあるような**マッサージを1日1回、行いましょう**。体全体はリラックスさせて、力を入れすぎず、ゆっくり刺激するようにします。マッサージグッズを使う場合は、痛みを感じない程度にとどめるようにしましょう。血行が改善されて慢性腎臓病の症状であるむくみが軽減され、腎機能を悪化させる冷えも改善することができます。

もちろん、運動制限のない人でも、有酸素運動やレジスタンス運動を行いながら、マッサージを併用すると、腎機能の維持にさらに効果が期待できます。

マッサージで血行を促す

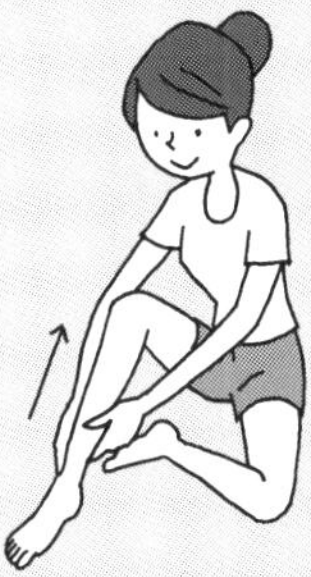

ふくらはぎ→ひざ裏

足首の裏に両手を当て、両手でふくらはぎを包みこむようにしながら、ひざの裏に向かってさすり上げる。体の水分を上流に向かって流す感じで。左右それぞれ1分ずつ

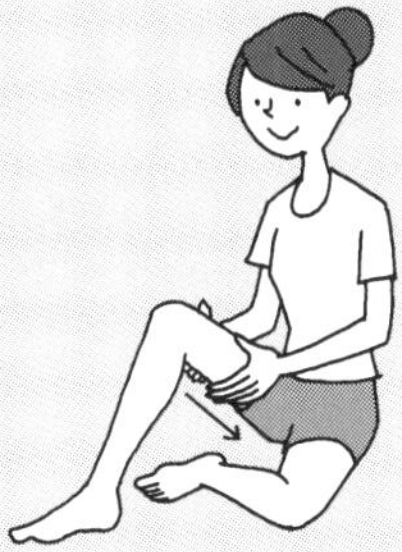

太もも→脚の付け根

膝の横に両手を当て、太ももを軽く押しながら脚の付け根までさすり上げる。左右それぞれ1分ずつ

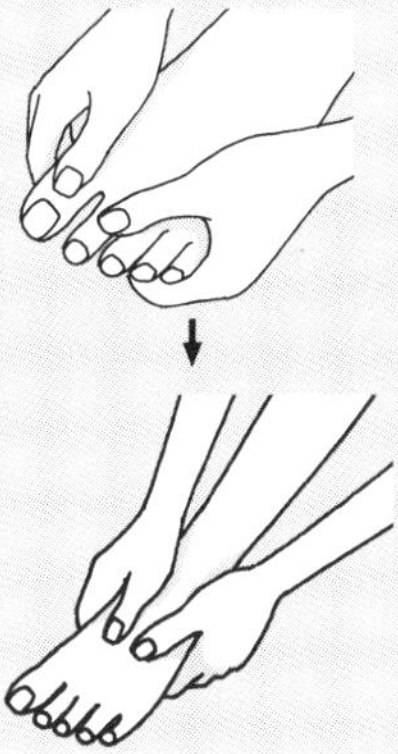

足指→足首

両手の親指と人差し指で、足の指1本ずつ、爪の先から付け根まで軽く押しながらさする。左右それぞれ1分ずつ。そのあと、両手の親指を、足の指と指の間に当てて足を軽く握り、指の付け根から足首に向けて甲をさすり上げる。指の間4カ所を行ったら、もう片方の足も。左右それぞれ1分ずつ

自力療法

57

寝る前のストレッチで血行促進、筋肉や関節を柔らかく保つ

対象ステージ
G1〜G5

■肩、首回り、股関節など、意識して動かす

慢性腎臓病や生活習慣病があると、ついおっくうになって体を動かさなくなりがちです。そこで、一つひとつの関節にポイントをしぼった簡単なストレッチを行いましょう。

とくに上半身の首、肩甲骨、肩などの関節は固くなりやすく、肩こりや首の痛みを抱えている人は少なくありません。**椅子に座ったまま簡単にできるストレッチで、早めにこりをほぐしましょう。**

股関節やひざ、足首も関節が硬くなると転倒の原因になります。とくに腎機能が低下してくると骨の代謝のバランスが崩れ、**骨粗しょう症**にかかりやすくなり、**転倒して骨折するリスク**が高くなります。まずは転倒を予防することが大切です。固くなった筋肉は血流が悪くなってさらにかたまってしまうという悪循環に陥るので、**毎日のストレッチで筋肉や関節を柔らかく**保ちましょう。

ストレッチは、入浴後の体が温まったときが効果的ですが、そのほかの時間にも仕事や家事の合間に、椅子に座ったまままこまめに行いましょう。

ストレッチで関節を柔らかく

肩のストレッチ

椅子に座って

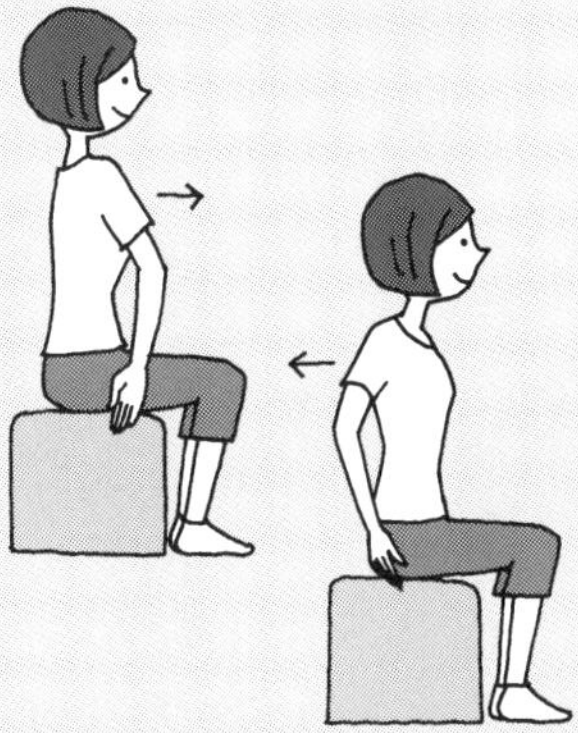

❶ 肩を落として、右、左と交互に肩を前後に動かす

❷ 肩を上下させる

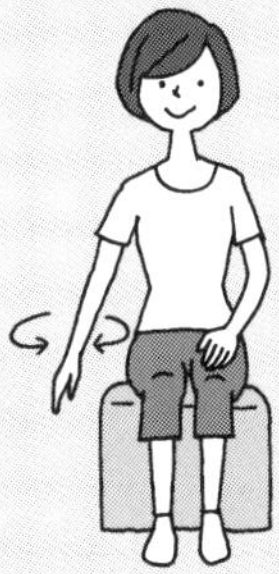

❸ まっすぐ下に伸ばした腕を、内側、外側に回す

それぞれ10回ずつ

背中、わき腹のストレッチ

椅子に座って

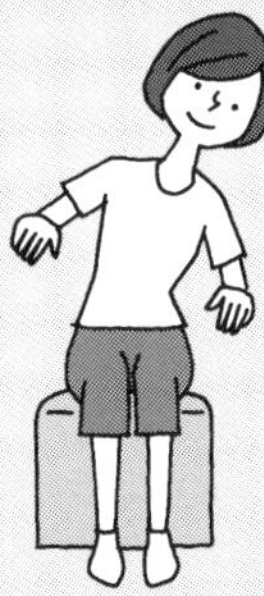

肩の力を抜き、腕を30度くらい上げる。上体をゆっくり左に傾けて5秒キープ、次に右に傾けて5秒キープ。交互に10回ずつ

足のストレッチ

床に座って

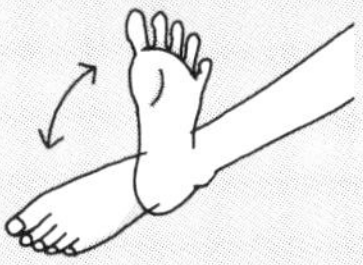

❶ つま先をすねの方に近づけ、指を大きく広げて5秒キープ

❷ つま先を伸ばし、指を閉じて5秒キープ

左右それぞれ5回ずつ

自力療法

58 透析導入になってもこんな運動療法を実践しよう

対象ステージ G5

■透析治療中のベッドの上での運動療法も

ステージG5になって腎不全に陥り、腎臓の機能が通常の約10％以下になると、透析療法が必要になります。透析を受けている患者さんでは、体を動かしづらくなって毎日の生活に必要な動作がしづらくなり、生活の質（QOL）が低下したりします。そうならないために、**透析療法開始後も運動療法は続けて行いましょう**。病状や体力に合わせて、ウォーキングなどの運動処方箋を医師に指導してもらいます。慢性腎臓病に合併しやすい高血圧や糖尿病、肥満の予防のためにも大切です。

最近は**腎臓リハビリテーション**の観点から、**透析治療中にベッドの上で運動療法をとり入れる**医療施設が増えてきました。医師や理学療法士がいる所で、①仰向けに寝た姿勢で両ひざを立て、ひざを左右に倒してツイスト運動、②仰向けに寝たまま、もも上げをする、③仰向けのまま、両足を左右に開くなどの運動を行います。ただし、体調が悪いときには中止することも重要です。尿毒症の兆候が見られる、血圧が高い、発熱しているなどがあったら、医師に伝えましょう。

PART 4

慢性腎臓病を悪化させない

生活習慣改善法

過労や睡眠不足、ストレスなどは腎臓の大敵。
腎機能維持のためには生活習慣の
改善も必要です。どんな点に注意して
日々を過ごせばいいのでしょうか。

自力療法

59 ステージ、病状に合わせた活動量で腎機能を守る

対象ステージ G1〜G5

■ **過剰な疲れは腎臓の細胞を傷つけ、腎機能の低下につながる**

慢性腎臓病では食事療法や運動療法に並行して、仕事や家事、育児、趣味の活動などの**活動量が腎臓に負担をかけていないか**、見直しを行うことも大切です。

私たちが「疲れた」と感じるとき、体内には疲労物質と呼ばれるものがたまってきています。疲労物質が増え始めると、それに対抗するように疲労回復物質があらわれて、疲労物質によって傷つけられた細胞を修復しようとします。しかし疲労物質が多すぎたり、加齢や持病の有無によって疲労回復物質が不足すると、疲労回復がしづらくなります。

慢性腎臓病の人は**「疲れすぎない」「疲れをもちこさない」を目標**に、無理せずに仕事や家事を行って、腎臓の細胞の疲労からの回復を図り、腎機能の低下を防ぎましょう。

慢性腎臓病の治療では、左ページの表のように活動量にA〜Eの区分が設けられています。医師の指導に従って、腎臓を守る生活を送りましょう。

ステージ、病状に合わせた活動の制限

区分		A 安静(入院、自宅)	B 高度に制限あり	C 中等度に制限あり	D 軽度に制限あり	E 普通の生活可
		←重い				軽い→
仕事	通勤時間	通勤・勤務不可	30分程度	1時間程度	2時間程度まで	普通勤務可能
	残業・出張		×	△	○	
	肉体労働		×	×	△	
家事	家事	不可	3時間程度	通常通り	通常通り	通常通り
	買い物		30分程度	○	○	○
	パート		×	×	△	○
	育児		△	○	○	○

※糖尿病から起こる糖尿病性腎症が原因の慢性腎臓病では、区分が異なるので、医師に相談しよう。

腎機能を低下させない活動の仕方

- 過労にならないようにする
- 熱中しすぎないよう、30分～1時間に1回、休憩を入れる
- 疲れを感じたらすぐに休む
- 疲れを次の日にもちこさない程度の活動にする

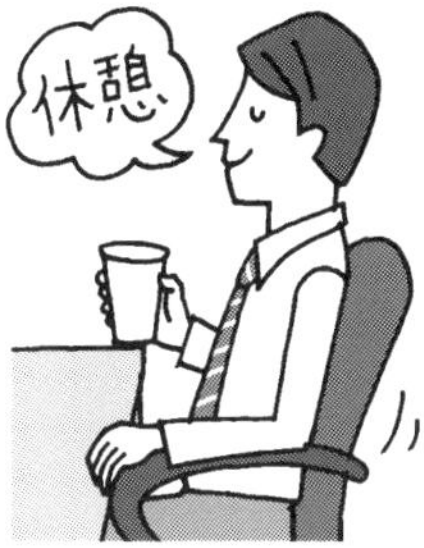

自力療法

60

体重と血圧は毎日測定、記録
体調管理と腎機能維持の大切な目安になる

対象ステージ G1〜G5

■ **体重は1日1回、血圧は1日2回、決められた時間に測る**

慢性腎臓病には肥満、高血圧、糖尿病が関係しています(↓34〜37ページ)。これらの病気を上手にコントロールすれば慢性腎臓病の悪化を防げることから、食事療法や運動療法を行っているわけですが、その成果を知るためには、毎日の体重と血圧の測定・記録が欠かせません。

体重は1日1回、血圧は1日2回、朝夕、決められた時間に測るようにしましょう。そして**グラフに記入して通院の際に持参**するようにします。節制の効果が数字にあらわれるので、いまの状態を続けてもいいか、もう少し慎重に節制を行うべきかがわかって、コントロールしやすくなります。よい状態が維持できていたら、やる気も増して励みになります。

また、体重はむくみのチェックにもなります。そのほか、急に病状に変化があらわれたときにも体重や血圧が変化するので、早期発見にもつながります。めんどうがらずに測定を習慣づけて、実行しましょう。

体重、血圧の正しい測り方

血圧の測り方

朝夕、1日2回測定。朝は**起床後1時間以内**に。トイレをすませ、朝食の前、服薬の前に。夜は**就寝前**に。

体重の測り方

1日1回、自分で決めた時間に測定。起床時、入浴後、就寝前など、どんな時間でもOK。パジャマで、裸でなど、条件を同じにする。

肌に直接が望ましいが、薄手の衣服ならその上からでもよい。腕とカフの間に指が1本入るくらいの余裕をもたせて巻く。

椅子に腰かけて1〜2分気持ちを落ち着けてから。

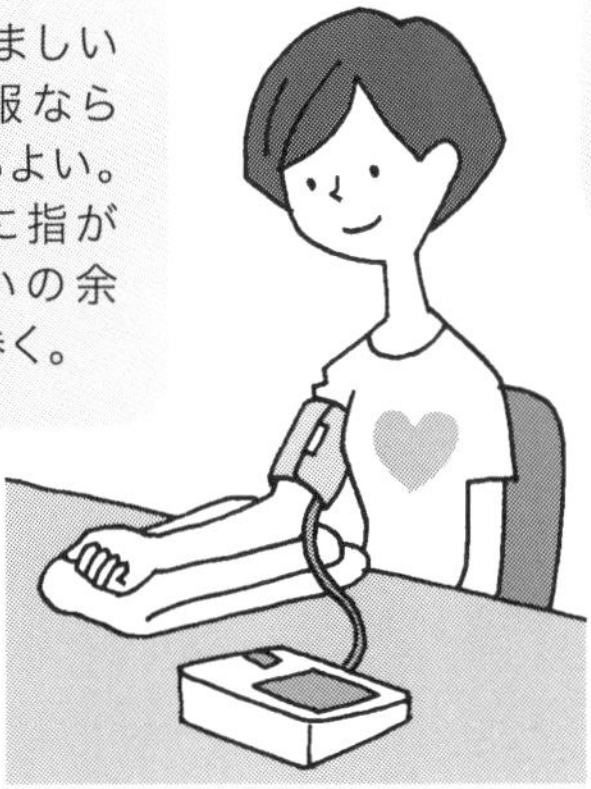

血圧計は上腕に巻くタイプのものが望ましい。

腕に巻くカフは心臓と同じ高さに。タオルなどで高さを調節する。

2〜3回測って平均値、あるいは最低値をその日の測定値として記録する。

家庭血圧の目標

125mmHg／75mmHg

診察室で測るよりそれぞれ**−5mmHgが目標**。家庭での測定はリラックスして行えるため。

自力療法

61 腎臓の活動は夜には低下する 遅くまでの残業はできるだけ控えよう

対象ステージ G1〜G4

■これまでの仕事を見直して、腎機能を維持できる仕事方法に

慢性腎臓病と診断されても、病状が安定していれば、仕事を続けることも可能です。ただしステージや病状に合わせた制限が必要な場合も(→149ページ)。ステージG1やG2では制限はそれほど厳しくありません。しかし少しでも**体の負担を軽くするために、仕事の見直し**をしてみましょう。**休日はしっかり休む、接待などのお酒の機会を2回に1回はパスする**など、できることからやってみましょう。とくに、腎機能の目安となる糸球体のろ過量(→20ページ)は夜になると低下する、つまり夜になると腎臓の活動は昼間ほどでなくなり、遅くまで仕事をしていると、腎臓に負担を与えることになってしまいます。**できるだけ残業を減らす**ようにしましょう。

ステージG3以上では、仕事の内容が制限されるようになります。

また見落としがちなのが通勤時間です。ステージG3以上では1時間以内にすることが望ましいとされています。**通勤車内ではできるだけ座れるよう、早めに出かける**などの工夫をしましょう。

ステージに合わせて無理のない仕事内容が必要

進行に合わせた注意点

ステージG1～G2

- 通勤時間は2時間以内に
- 通勤車内で座れるように早めに出る
- ランチタイムはしっかりとって、休養する
- 弁当を持参し外食を控える
- 残業はできるだけ減らす
- 接待のアルコールを減らす
- 休日出勤をなくし、休養に努める

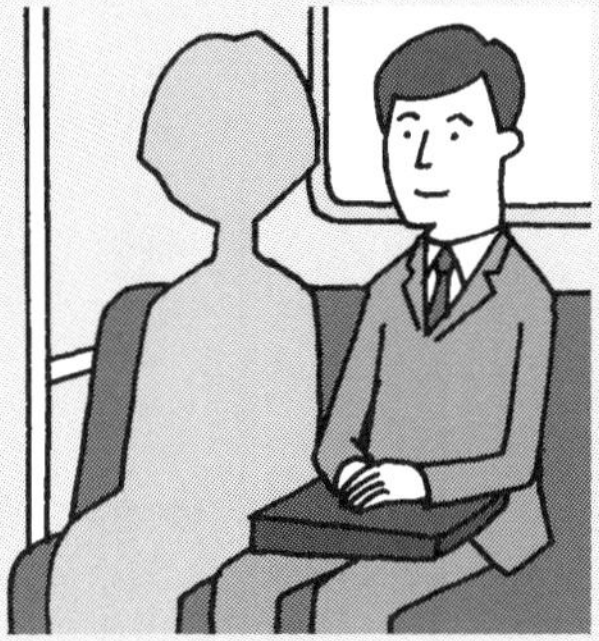

ステージG3以上

- 通勤時間は1時間以内に
- 車での通勤を考える
- 過度な肉体労働、長時間に及ぶ外回り、立ちっぱなしの仕事などは避ける
- 度重なる出張は避ける
- ランチタイムはしっかりとって、休養する
- 弁当を持参し外食を控える
- 残業はしないようにする
- 接待の席は控える
- 休日出勤はなくし、休養に努める

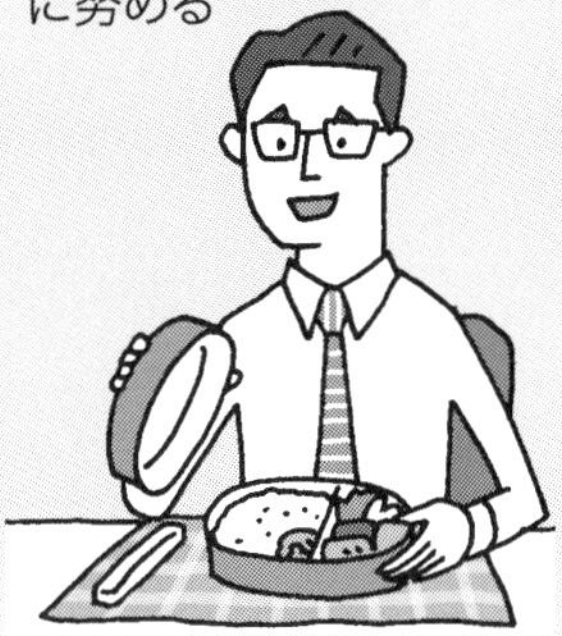

自力療法

62

同僚や家族の理解を得て腎機能を維持しながら仕事や家事を続ける

対象ステージ
G1〜G5

■ **まず自分自身が生活の変化を前向きに受け入れよう**

慢性腎臓病では、仕事や家事がこれまでどおりにできなくなるケースもあります。たとえば外回りの営業や現場での作業ができなくなったら一般事務職に、出張ができなくなったら社内での仕事中心の部署になど、職場への申し出をせざるを得なくなります。また、家事や育児は想像以上に体への負担が大きいもの(→136ページ)。家族や周囲の人にサポートしてもらう必要が出てきます。

そこで慢性腎臓病であることを隠さず、**家族や周囲の人に公言して理解や協力をあおぐ**ことが重要になってきます。仕事内容や勤務形態が変わって周囲に迷惑をかけることもあるでしょう。家庭や地域社会での活動がしにくくなって周囲とのつき合い方が変わることもあるでしょう。しかし**周囲の協力があれば、腎機能低下を防いで高い生活の質(QOL)を保ちながら仕事や活動を続けることができます**。それにはまず、自分自身が病気であることを受け入れ、前向きに治療に取り組む姿勢を示すことが大切です。気持ちを切り替えて周りの人に働きかけていきましょう。

周囲の理解・協力を求める努力を

職場での理解を得るポイント

- いまの業務内容の見直しをしてもらう
- 配置替え、転勤などを考慮してもらう
- 出社時間、退社時間を考慮してもらう
- 車で通勤することを考慮してもらう
- 残業、休日出勤、出張、接待などができない場合があることを理解してもらう
- 同僚や部下に慢性腎臓病のことを理解してもらう
- 休憩室で必要なときに休養を取ることを理解してもらう
- 定期的な通院が必要なことを理解してもらう

家庭や地域社会での理解を得るポイント

- パートナーや子ども、家族に慢性腎臓病のことを理解してもらう
- 家事や育児を手伝ってもらう
- 体調によって家事や育児ができないことがあることを理解してもらう
- 通院や治療の時間を優先してもらう
- マンション内や町内の行事に参加できないことがあることを理解してもらう
- 子どもの保育園や学校などの行事に参加できないことがあることを理解してもらう

なにより大切なのは、自分自身が慢性腎臓病を受け入れて、現時点でできることを見極めることです。

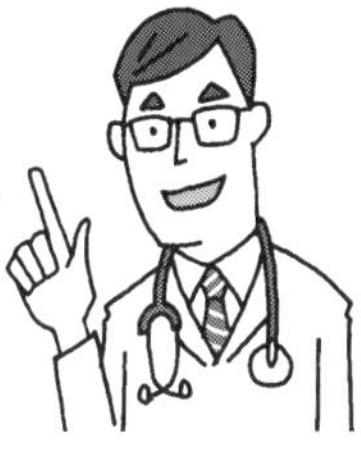

自力療法

63

食後の20～30分の食休みが腎臓に必要 横になって腎臓への血流を増やそう

対象ステージ
G1～G5

■外出先でも食後すぐに活動することは控える

食後は消化吸収を促進しようと胃や腸などの消化管に血液が集まり、腎臓に流れる血液が少なくなっています。流れ込む血液量が十分でないと腎臓の細胞は酸素や栄養素を十分に得られません。そんな状態ですぐに仕事や家事をし始めると、さらに腎臓を痛めつけることになってしまいます。**食後20～30分の食休みをとる**のは、安静にしてできるだけ腎臓への血液量を増やし、慢性腎臓病の悪化を防ぐことが目的です。

起きているよりも横になるほうが血液が腎臓に届きやすいのですが、横になれる状況にないことも多いでしょう。そんなときは**じっと座っているだけでもOK**です。少し足を高くできればさらにいいでしょう。

オフィスで休憩室や仮眠室を利用できる場合は、できるだけ利用して、横になりましょう。ただし、昼寝をしてしまうと消化能力が落ちてしまうので、眠らないようにします。

食休みをとる工夫

オフィスで

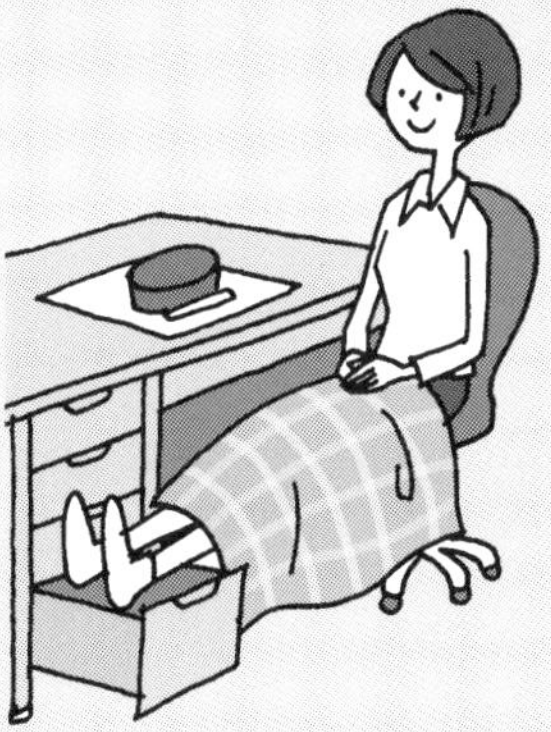

- ランチタイムが1時間なら、30分かけて食事、30分食休みの見当で
- 休憩室（仮眠室）で横になる。ただし、眠ってしまうと消化力が落ちるので眠らないようにする
- 椅子に座って、引き出しやボックスなどを置いて足を上げるだけでもOK
- 移動せざるを得ない場合は、電車で座っていく

外出先で

- 食後、すぐに店を出るのではなく、しばらくおしゃべりなどして動かない
- 車の中で横になる、座って休息する
- 混んでいる店なら喫茶店に移動して休息する
- 季節や天候がよければ公園などのベンチに座って休息
- 旅行のプランを立てる際には食事時間に食休みの時間も加える

家庭で

- すぐに片づけず30分はゆっくりする
- できたら横になる

自力療法

64

思い切って禁煙外来で禁煙を実現 タバコは腎臓を攻撃する

対象ステージ
G1〜G5

■節煙では無意味。1日も早い禁煙を

タバコには60種類もの発がん性物質が含まれているといわれます。また、悪玉コレステロール（LDL）をたまりやすくし、善玉コレステロール（HDL）を減らして動脈硬化を促進します。さらに血管収縮作用があるので血圧を上げてしまいます。その結果、腎臓の血管にダメージを与え、腎機能を悪化させてしまうのです。タバコはたんぱく尿を増加させて直接的に腎臓に負担を与えるという報告もあります。

タバコに含まれるニコチンには依存性があるため、意志の力ではなかなか禁煙が成功しにくいもの。どうしても自分でやめられないなら**思い切って禁煙外来を受診**して、1日も早く禁煙を実現させましょう。禁煙すれば血圧が下がって動脈硬化を改善でき、腎機能の維持に大きく寄与します。**節煙ではなんの効果もありません**。一定の条件を満たせば健康保険も適用されます。まず慢性腎臓病の主治医に相談してみましょう。

タバコは慢性腎臓病を悪化させる

喫煙と末期腎不全のリスク

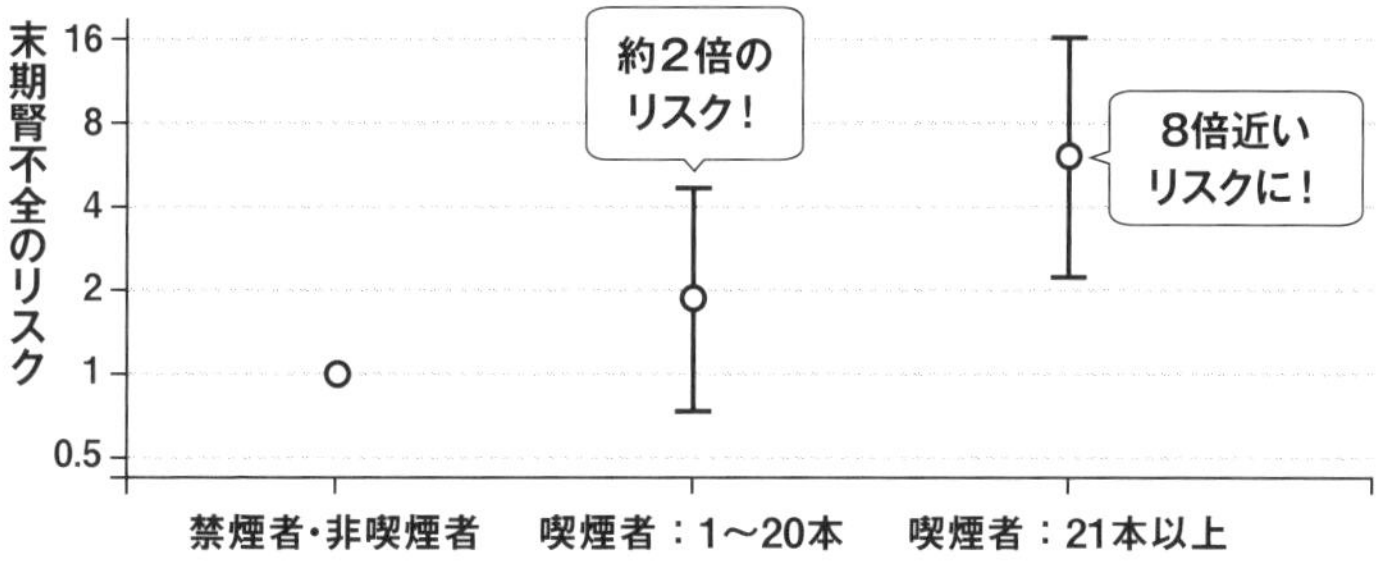

※「末期腎不全のリスク」は、禁煙者・非喫煙者を1とした場合に、何倍のリスクになるかを表す。1〜20本の喫煙者では平均して約2倍のリスクに、21本以上の喫煙者では平均して8倍近いリスクになる。

※『慢性腎臓病診療ガイド2012』の資料をもとに作成。

禁煙を成功させるコツ

① 行動パターンを変える

- 起きてすぐ、コーヒーやお酒といっしょにタバコを吸う、食後など、喫煙を招く行動パターンを変える
- 洗顔、着替え、朝食などの朝の行動の順序を変える
- 食後早めに席を立つ
- お酒やコーヒーを控える
- 夜更かししない

② 環境を変える

- タバコ、ライター、灰皿などタバコグッズを捨てる
- タバコの煙や喫煙者、タバコを買える場所に近寄らない
- 禁煙を宣言する

③ 吸いたくなったら他の行動を実行する

- 水や氷、ガムを口に入れる
- 歯をみがく
- 体操や散歩などで体を動かす

自力療法

65

適量のアルコールは腎臓にもプラス 心疾患を予防する効果も

対象ステージ G1～G5

■体調のいいときに適量を守って飲酒

慢性腎臓病であっても、たとえば肝臓や膵臓の病気があって飲酒を制限されていなければ、お酒を飲んでもかまいません。ただし**体調がいいこと**、**適量を守ること**が大前提になります。

1日のお酒の適量はアルコール量にして男性なら20～30g、女性なら10～20g。おおよそ20gと覚えておきましょう。お酒の種類によってアルコール度数が異なるため、左ページの計算式から飲んでもいい量を出すことになります。

適量のお酒は血流をよくして慢性腎臓病の腎機能維持にプラスになります。また**心疾患を予防**する効果も報告されています。食前酒は食欲を増進させ、**赤ワインは含まれるポリフェノールの作用で心疾患などの予防効果**が期待できます。またお酒は低たんぱくで高カロリーなので、たんぱく質制限がある場合のエネルギー確保に役立ちます。一方、飲みすぎると腎機能を悪化させ、心疾患のリスクを高めてしまいます。とはいえ、アルコールに弱い人は無理して飲まないようにしましょう。

適量のアルコールを覚えておく

アルコールの適量は?

アルコール量で
男性1日20〜30g以下
女性1日10〜20g以下

↓ 20gを目標にしよう

20g ÷ [アルコール度数 ＿＿ 度(%)] ×100÷0.8＝ [飲んでもいい量 ＿＿ mℓ]

たとえばビールなら、
20g÷4.6×100÷0.8=543mℓ

アルコール量20gのお酒の量は?
※(　)内はアルコール度数

ビール(4.6%)
➡ 中ビン1本(543ml)

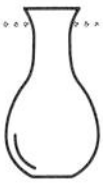

日本酒(吟醸酒/15.7%)
➡ 1合弱(159ml)

焼酎(乙類/25%)
➡ コップ半分(100ml)

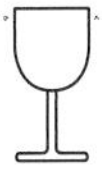

赤ワイン(11.6%)
➡ グラス2杯(216ml)

ウイスキー(40%)
➡ ダブル1杯(63ml)

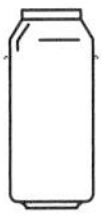

発泡酒(5.3%)
➡ 500ml缶1本弱(472ml)

こんな飲み方は慢性腎臓病を悪化させる

- **ピッチが速い**
  アルコールの血中濃度を急激に上げてしまい、悪酔いの原因に
- **お酒だけ飲んでおつまみをとらない**
  栄養分がとれない
- **毎日飲む**
  週に2日は休肝日を設ける
- **飲んだら寝てしまう**
  アルコールが肝臓で分解されるのには3時間以上かかる。分解される前に寝ると二日酔いの原因に。眠りも浅くなる

自力療法 66

豆腐、海藻、野菜のおつまみで低カロリーに抑えて腎臓を守る

対象ステージ G1〜G5

■ステージG2までならヘルシーおつまみを、G3以上は管理栄養士に相談して

じつはお酒は高カロリー。**1日の適正量のビールのエネルギーは約200kcal**になり、これは**お茶碗軽く1杯くらい**のごはんのエネルギー量に相当します。肥満は慢性腎臓病の大敵です。お酒を飲むときにはおつまみを低カロリーに抑えて、カロリーをとりすぎないようにしましょう。

また、お酒のおつまみというと、味が濃くて塩からく、高たんぱく質、高脂肪が多いもの。ステージG1、G2の人は、一般的にヘルシーなおつまみといわれる、**低カロリー・高たんぱくなもの**を選びましょう。たとえば**枝豆、豆腐、チーズ、いか刺し、焼き鳥(塩)、ローストビーフ**などがおすすめです。

しかし、ステージG3以上になると、たんぱく質の制限が必要になります。肉類や豆類は控えたほうがいいでしょう。また、カリウム制限がある場合は、枝豆や切り干し大根、ナッツ類は避けるようにしましょう。管理栄養士に相談して、腎臓にやさしいおつまみを選びましょう。

アルコールのエネルギーとおつまみに注意

お酒の1日の適量のエネルギーは?

	エネルギー(kcal)	たんぱく質(g)
ビール　中ビン1本	217	1.6
日本酒　1合弱	165	0.5
焼酎　コップ半分	146	0
赤ワイン　グラス2杯	158	0.4
ウイスキー　ダブル1杯	149	0
発泡酒　500mℓ缶1本弱	212	0.5

※文科省「食品成分データベース」をもとに換算。

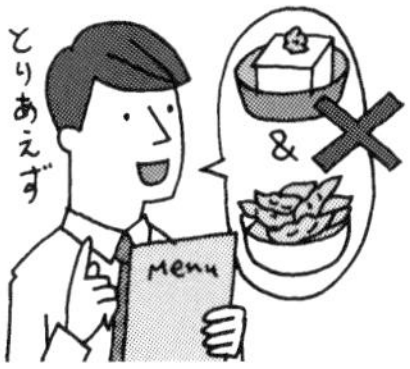

おすすめのおつまみ

ビタミン、ミネラル、食物繊維を多く含む食品

野菜、いも類、海藻、きのこを使ったものを。

【例】海藻サラダ、豆腐サラダ、枝豆、きゅうりとわかめの酢の物、もずく、ひじき煮、きのこ鍋など

水分の多い食材…野菜、吸い物、鍋物

アルコールは水分排泄を促すため、水分補給できる食材を。

避けたいおつまみ

- **唐揚げ、フライ、てんぷら、フライドポテト、餃子、春巻き、田楽みそ(厚揚げ)、牛すじ煮込み**など、いずれも味が濃く高脂肪
- たんぱく質制限のある人は**たんぱく質の重ね食べ**に注意!
  枝豆、冷奴、チーズ、だし巻き卵、干物、納豆、赤身のやまかけ、するめ、えいひれ、いかなどついつい重ねて注文しがち
- カリウム制限がある人は**ナッツ類や枝豆などの豆類、海藻、いも類、ブロッコリー**なども控えよう

※ステージG3以上の人は管理栄養士と相談して、お酒やおつまみを楽しもう。

自力療法

67

コーヒー、紅茶は薄めにしてカリウム制限があるときは玉露は控える

対象ステージ
G5

■ **コーヒー、紅茶は1日2杯程度、缶コーヒーはやめて自分でいれよう**

コーヒーや紅茶、日本茶など、ふだん習慣のようにして飲んでいる飲み物。糖分や脂肪分が多くて、気づかないうちに肥満や糖尿病を促進して、腎機能を悪化させているかもしれません。

とくに、ミルク(コーヒーフレッシュ、コーヒーホワイトナー)は1個で約10kcal。毎日何杯も、砂糖といっしょに入れていると、かなりなエネルギーになります。また、缶コーヒー（190g）は約72kcalで、糖分は約10g含まれています。微糖タイプでも3～5gの糖分が。できたら**缶コーヒーは避けて自分でいれましょう**。どうしてもミルクと砂糖を入れたいという人は、コーヒーや紅茶は**1日2杯くらいまで**にしておきましょう。

カフェインは緑茶やウーロン茶にも含まれています。夜間に飲むと眠れなくなることもあります。また、カフェインには利尿作用があるため、水分補給のプラスにはならないことを覚えておきましょう。カリウム制限のある人では、**カリウム含有量の多い玉露は控えましょう**。

嗜好品飲料の糖分、カリウムに注意

嗜好品飲料のかしこい飲み方

- コーヒー、紅茶は1日2杯くらいまで
- カフェインが入ったコーヒー、紅茶、緑茶、ウーロン茶、コーラなどは夜間は控える
- カフェインが入った飲料は水分補給の効果は低い
- コーヒー、紅茶、緑茶は薄めにする
- 果汁飲料は活動量の減る夜間には飲まない
- スポーツドリンクは汗をたくさんかいたときや脱水のリスクがあるときに飲む
- カリウム制限がある人は含有量の多い玉露は避ける

よく飲む飲料に含まれるカリウム量

玉露(抽出液100g)	340mg
煎茶(同)	27mg
ほうじ茶(同)	24mg
玄米茶(同)	7mg
ウーロン茶(同)	13mg
紅茶(同)	8mg
コーヒー(同)	65mg
コーヒー飲料(190g)	114mg
インスタントコーヒー(1杯分約2g)	72mg
ミルクココア(1杯分約4g)	29mg

※文科省「食品成分データベース」をもとに換算。

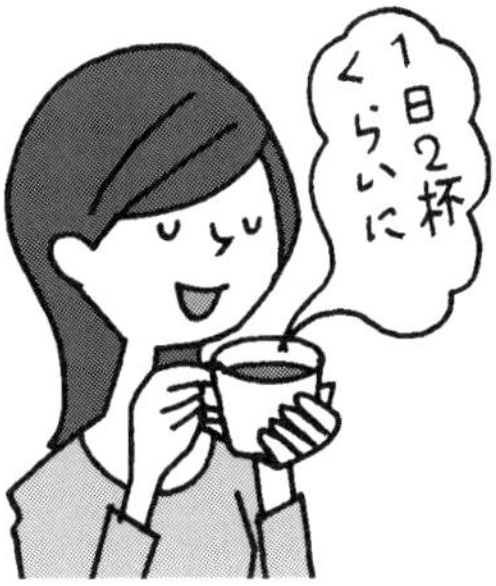

自力療法 68

十分な水分補給で腎臓への血液量を保ち腎機能の低下を防ぐ

対象ステージ G1〜G5

■脱水症は慢性腎臓病を急激に悪化させることも

初夏から夏の暑い時期にクローズアップされる脱水の危険性。最近は汗をかきにくい冬でも**「隠れ脱水」**という形でリスクがゼロでないことがわかってきました。慢性腎臓病の人が脱水状態になると、どのステージでも腎機能を悪化させてしまいます。しかし適切な水分量（↓111ページ）をとるように心がけていれば、体の血液量も不足することがなく、**腎臓にも十分な量の血液が流れ込みます。**この状態を維持できれば、腎機能の低下を招くことも少ないでしょう。

まず、日ごろから、こまめな水分補給を心がけましょう。のどの渇きを自覚していなくても、たとえば**1〜2時間おきに100〜200㎖の水分をとる**ように習慣づけるといいでしょう。暑い時期や体を動かしたあと、お酒を飲んだあとは摂取量を増やします。カフェインを含んだ飲み物や糖分の多いスポーツドリンクよりは**水のほうがいい**でしょう。また、**脱水の兆候を見逃さない**ことも大切です。とくに高血圧で利尿薬を併用しているような場合は気をつけましょう。

慢性腎臓病を悪化させる 脱水のリスク・サインを見逃さない

脱水症のサインは？

下段にある脱水症を招きやすい環境にいて、以下のうち、ひとつでも思い当たる症状があったら脱水症を疑う。

・なんとなくだるい
・舌が乾いている
・食欲がない
・足がつる
・いつもよりトイレに行かない
・動くのがおっくう
・立ちくらみがする

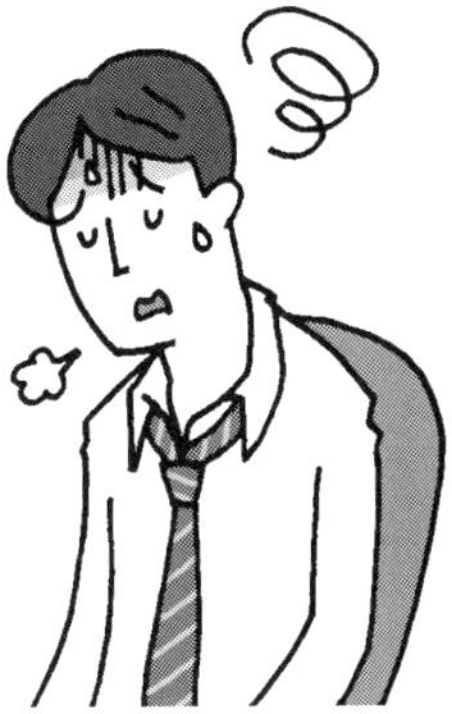

さらに重症になると…
・頭痛、めまいがする
・強い脱力感
・意識がもうろうとする

救急車を呼ぼう

脱水症を招きやすい環境

- 室内の温度が28℃以上になっている
- 風通しが悪いところにいる
- 直射日光の当たるところにいる
- 暑い車内に長時間いる
- 下痢や嘔吐をしている
- 感染症などで高熱が出ている

自力療法

69

慢性腎臓病を悪化させる冷え対策を万全に！ はおる物を1枚持って出よう

対象ステージ
G1〜G5

■空調の効いた場では風の直撃を避け、ひざ掛けや肩掛けを

冷えは慢性腎臓病を悪化させてしまいます。寒い風にさらされたり、お花見などで地面に直接座ったりすると体が冷え、血管が収縮。全身の血流が悪くなって、腎臓に流れ込む血液の量が減り、腎機能が悪化するのです。また、血管の収縮によって血圧が上昇するために糸球体などの血圧も上げて、腎臓にダメージを与えてしまいます。

寒い時期に長時間戸外に居続けることは避けましょう。やむを得ないときは、**防寒対策を万全に**して臨みます。夏のオフィスや公共の場のエアコンも冷えの大敵です。**夏でもはおる物を1枚持っ**ていきましょう。また、たとえ温風であっても、**エアコンの風を直接受けるのは避け**ましょう。冷え症の人は保温性の高いインナーや靴下、携帯カイロなどを活用して冷えを防ぎましょう。**体を温める食材をとる**ことも効果が期待できます。こうして「寒いな」「冷えるな」と感じる前に冷え対策をしっかりとっておけば、血流をとどこおらせることもなく、腎臓に負担をかけずにすみます。

慢性腎臓病を悪化させる冷えを防ぐ

冷えは腎機能を低下させる

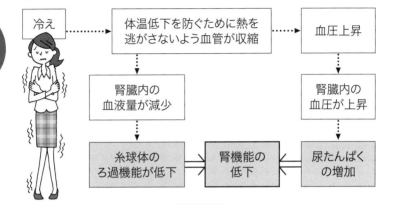

冷え → 体温低下を防ぐために熱を逃がさないよう血管が収縮 → 血圧上昇

体温低下を防ぐために熱を逃がさないよう血管が収縮 → 腎臓内の血液量が減少 → 糸球体のろ過機能が低下 → 腎機能の低下

血圧上昇 → 腎臓内の血圧が上昇 → 尿たんぱくの増加 → 腎機能の低下

冷えを防ぐ対策

- 携帯カイロを上手に活用
- 保温性・吸湿性の高いインナーを着る
- はおる物を持って出かける
- 布団乾燥機や湯たんぽで睡眠時も温かく
- シャワーより入浴
- 夏でも温かい飲み物を飲む
- しょうがなどの体を温める食材をとる
- ストレッチやマッサージで体を動かして温める
- オフィスでは夏でもひざ掛けを
- 夏には汗をかく機会をもって自律神経の働きをよくしよう

冷え対策をしたいこんなイベント

釣り・お花見・スポーツ観戦・運動会・初詣

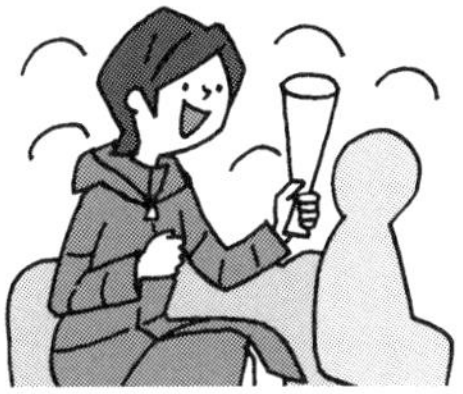

自力療法

70

暖房室と非暖房室の温度差は3～5℃以内 腎臓にやさしい環境に

対象ステージ G1～G5

■血圧を上下させる家の中の温度差を、暖房器具などで小さくする工夫を

冬の寒い時期に、急激な温度差が原因で血圧が大きく変動し、健康被害があらわれる現象を「ヒートショック」と呼び、注目されました。国交省ではヒートショック対策として、**暖房室と非暖房室の温度差は5℃以内、廊下とトイレの温度差は3℃以内**にすることを推奨しています。

ヒートショックまでいかなくても、家の中の温度差は血圧を上下させるため、慢性腎臓病の悪化の原因になります。浴室と脱衣室・廊下、寝室と廊下・トイレ、リビングと玄関など、温度差が3～5℃以内になるように工夫しましょう。温度が低くなりやすい洗面所やトイレ、廊下などに**専用の暖房器具を設置**するといいでしょう。もちろん、夜間トイレなどに行く場合は、必ずガウンなどをはおって、寒くないようにすることも忘れてはいけません。

できるだけ温度差を小さくして血圧の変動を抑えれば、寒い季節でも腎機能の低下を防ぐことができるでしょう。

血圧を上下させる家の中の温度差は要注意

温度差をなくす工夫

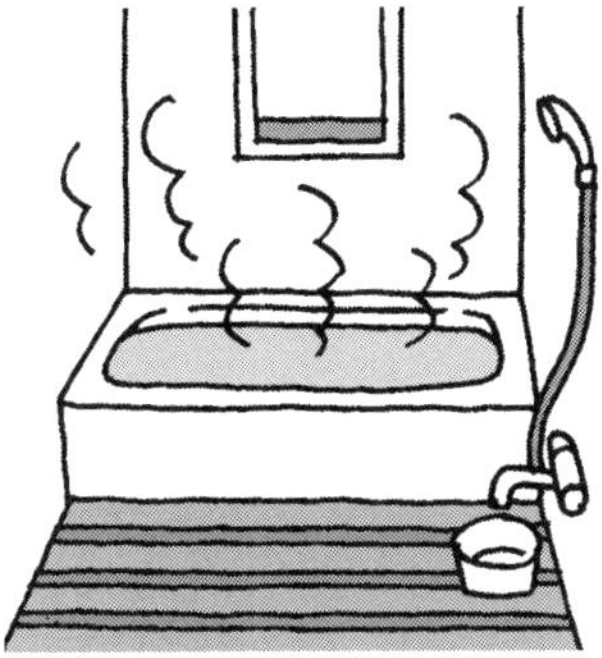

トイレ

- トイレ用の暖房、ヒーターなどを設置する
- トイレのスリッパを温かい物に

廊下

- カーペットを敷く
- 窓はカーテンを二重にする
- ヒーターを設置する

浴室&脱衣室

- マットや、すのこを敷く
- 入浴前に浴槽のフタを開けたり、シャワーを数分出しっぱなしにして浴室内を温める
- 浴室と脱衣室を温める温風暖房器や浴室用暖房乾燥機、脱衣室用ヒーターなどを設置する
- 気温が下がる前に入浴をすませる（夕食前・日没前など）

望ましい温度差の目安

暖房室と非暖房室

5℃以内

廊下とトイレ

3℃以内

自力療法

71

39～41℃のぬるめのお湯に3～5分つかる体を温め、血行をよくして腎機能も維持できる

対象ステージ
G1～G5

■血圧を極端に上下させない入浴を

むくみもなく、血圧もふだんと変わらないなら、入浴して血流をよくし、体のこりをほぐしてリラックスしましょう。ただし体に負担をかけないような入浴を心がけるようにします。

まず、あまり熱いお湯は避けて、**39～41℃のぬるめ**にします。入ってすぐは物足りないかもしれませんが、3分もつかっているとじんわりと温まってきます。長湯は避けて、**5分以内に出る**ようにします。心疾患がなければ、半身浴でも全身浴でもいいでしょう。湯船の中では足首や肩・首のストレッチをしたり、ふくらはぎなどをマッサージして筋肉のこりをほぐします。好きな香りの入浴剤を使ってリラックスするのもいいでしょう。

お風呂に入ると血行がよくなって汗をかいて新陳代謝を促し、冷えを改善します。**体の芯から温まるので、腎臓への血流も増えて腎機能維持に役立ちます**。また**精神的なリラックス効果**でストレスを軽減できて、そのことも腎臓にはプラスになるでしょう(↓180ページ)。

腎臓にやさしい入浴法

入浴前

- 着替えやバスタオルを準備しておく
- 浴室や脱衣室を温めておく

入浴中

- お湯の温度は39〜41℃
  42℃以上のお湯は避ける
- つかる長さは1回3〜5分
  長湯は禁止。10分以上つかり続けるのはやめる
- つかる回数は3回まで
  出たり入ったりは3回までにする
- 心疾患のある人は半身浴で。肩にタオルをかけて冷えを防ぐ
- 湯船でマッサージしてリラックス

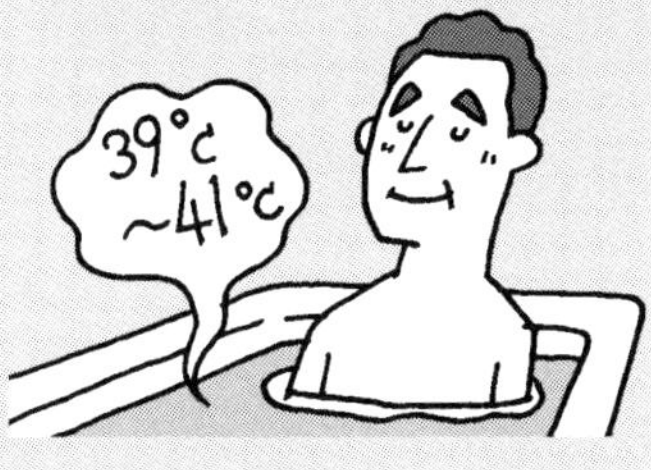

入浴後

- 体をきちんと拭いて、髪は早めに乾かす
- 湯冷めに注意
- 冷たい物を飲まない

入浴を避けるとき

- むくみがある
- 血圧が高い
- 食後すぐ
- お酒を飲んですぐ
- 血液透析当日

NG

自力療法

72

かぜ、インフルエンザ予防は腎機能維持の第一歩 膀胱炎などの尿路感染症にも注意する

対象ステージ
G1〜G5

■予防接種、手洗いの励行など、感染予防を万全にする

慢性腎臓病の人は健康な人に比べて免疫力が低下しているため、かぜやインフルエンザなどの感染症に注意が必要です。感染症にかかると発熱や下痢・嘔吐などの症状で一時的な脱水状態になります。そのため血液の粘度が増して腎臓への血液量が減り、腎機能が低下してしまいます。

感染を防ぐために、流行の季節になったら主治医に相談して、**インフルエンザや肺炎(肺炎球菌)の予防接種**を受けておきましょう。**外出の際にマスクをつける、手洗いやうがいを忘れない、部屋の湿度を50〜60%に保つ、防寒に努めるなどで、感染を防ぎましょう**。また、市販のかぜ薬のなかには腎臓に悪影響を及ぼす成分が入っているものもあるので、必ず医師に相談してから服用してください(→184ページ)。

膀胱炎や尿道炎などの尿路感染症は、尿路に細菌が侵入して起こります。排尿障害や発熱などの症状があらわれ、やはり慢性腎臓病を悪化させるので、感染予防に努めましょう。

かぜ・インフルエンザなど、感染症の予防

感染予防は万全に

かぜ・インフルエンザ・肺炎

- インフルエンザや肺炎の予防接種を受ける
- 流行のピークには不用意に人の多い所に出かけない
- かぜを引いた人に近づかない
- 外出のときにはマスクを
- 帰宅したら手洗い、うがいを励行
- しっかり防寒・冷え対策
- 部屋の乾燥しすぎに注意。湿度50～60%を保つ
- 食生活、睡眠に気をつけて体力をつけておく
- 家族全員が予防に努める

尿路感染症（膀胱炎、腎盂炎、尿道炎など）

- こまめな水分補給
- トイレを我慢しない
- カフェインを含む飲み物を飲みすぎない
- 便秘しない
- 清潔を心がける

正しい手洗いで菌やウイルスを持ちこまない

①流水で手を濡らし、石鹸をつける

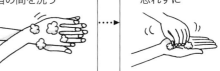

②手のひら→手の甲→指の間を洗う

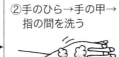

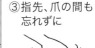

③指先、爪の間も忘れずに

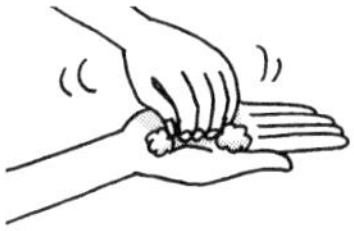

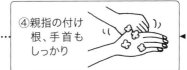

④親指の付け根、手首もしっかり

⑤十分に水で流し、清潔なタオルやペーパータオルでよく拭いて乾かす

自力療法

73 トイレは1日4～5回、我慢しない 腸内細菌叢《そう》を整えて腎機能を維持する

対象ステージ G1～G5

■**トイレは我慢せず、習慣づけるといい**

仕事が忙しい人、夜トイレに起きるのがいやな人、外出先でのトイレが気になる人は、トイレを我慢したり、水分摂取を控えてトイレの回数を減らしたりします。しかし、これは腎臓には負担をかける行為。**こまめな水分補給と排尿**は、体内の老廃物や雑菌を排泄して腎機能を維持するために大切です。**1日の通常の排尿量、1～1・5ℓ程度**を確保するようにしましょう。

最近の研究では、私たちの腸管内にすみついている約100兆個の細菌の細菌叢が腎機能にも影響を及ぼすと報告されています。腸内細菌叢のバランスが崩れたり、悪玉と呼ばれるものが多くなったりすると、腎機能も低下傾向に。腸内細菌叢をよい状態に保つには、①食物繊維を含むいも類やきのこ、ごぼう、海藻、納豆などをとって便通をよくすること、②腸管の細菌叢に働きかけるヨーグルトなどをとることがすすめられます。また**排便は習慣づけることで改善**されます。左ページにあるような「胃・結腸反射」という便意を起こしやすい反射を利用するのもいいでしょう。

排便習慣をつけて腸内細菌叢のバランスを保つ

こんな工夫で快便を

朝起きたら、コップ1杯の水をゆっくり飲む

からっぽの胃に水や食べ物が入ってくると胃・結腸反射が起こりやすい。

胃がからっぽの時間が長いほど、食べ物の量が多いほど、反射は活発になる。目覚めて起上がった姿勢の変化も大腸の蠕《ぜん》動《どう》運動にはプラスになる。つまり朝は胃・結腸反射を利用して便意を起こさせる最適の時間。

食物繊維を積極的にとる

不溶性食物繊維 2 対 水溶性食物繊維 1 でとろう

不溶性食物繊維	水溶性食物繊維
こんぶ、わかめ、こんにゃく、いちじく、いちごなど	さつまいも、きのこ類、かぼちゃ、とうもろこし、アボカドなど

さらに、不溶性食物繊維と水溶性食物繊維をバランスよく含むのは

納豆、ごぼう、オクラ、ライ麦パンなど

朝ごはんをきちんと食べる

朝食も胃・結腸反射には大切。

乳酸菌で腸内細菌叢を整える

排便習慣を身につける

- 便意を感じたらすぐにトイレへ
- 朝は早めに起きてトイレタイムをとる
- 便秘薬に頼らない

朝のラジオ体操など、適度な運動で腸の動きをよくする

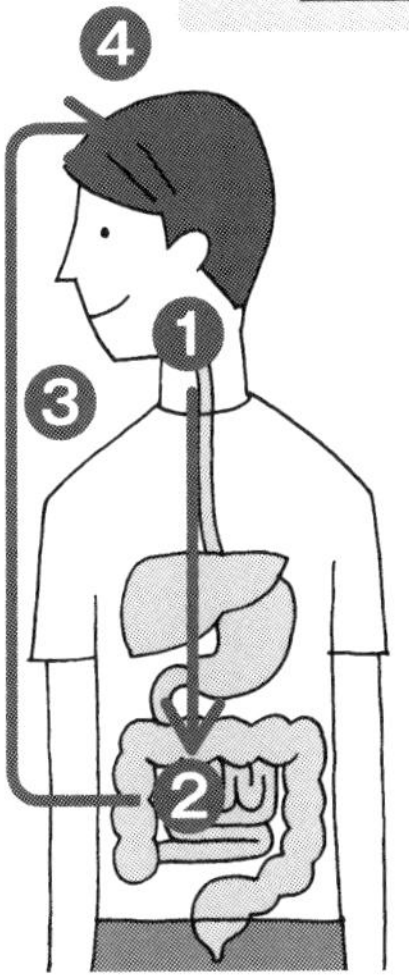

胃・結腸反射とは

1. 水や食べ物をとると胃が反応する
2. 胃の動きに反射して腸で蠕動運動が起こり、便を直腸まで運ぶ
3. 便が直腸に入ると脳へ信号が送られる
4. 脳が信号をキャッチ、便意を感じる

自力療法

74

慢性腎臓病を悪化させる**歯周病**を予防 歯みがき＋歯科医院でのプラークコントロールを

対象ステージ G1〜G5

■腎機能にも悪影響！　歯周病ケアはきちんと行う

私たちの口の中にすみついている約300種類もの細菌。その細菌がつくりだす歯垢（プラーク）が原因で起こるのが歯周病です。**歯周病は糖尿病や動脈硬化を悪化させる**ことがわかっています。糖尿病や動脈硬化が進めば腎機能が低下し、慢性腎臓病が悪化してしまいます（↓34ページ）。実際に、慢性腎臓病で透析療法を受けている人に歯周病が多いことが指摘されています。

プラークは誰の口の中にも存在し、加齢によって進行することもわかっています。そのため歯周病を完全に予防することは不可能です。しかし**毎日の歯みがきと歯科でのメンテナンス**で、プラークの数は減らすことができます。歯みがきだけでは80％程度の歯垢しか取れませんから、**1年に1〜2回は歯科を受診して、定期的にメンテナンス**してもらいましょう。

歯ぐきから血が出たり歯ぐきが腫れていたりという症状があったら、歯周病が進んでいるかもしれません。早めに歯科を受診しましょう。

歯周病を予防して腎機能を守る

歯周病を防ぐには?

歯みがきのコツ

・歯ブラシは鉛筆を持つ持ち方で
・歯の表面をみがくのではなく、歯と歯ぐきのさかい目をみがく
・両手を使って、奥歯も歯の裏もまんべんなく
・みがく順番を決めておくとみがき残しをなくせる
・1回3〜5分かけて
・1日1回以上みがく
・デンタルフロスや歯間ブラシも使ってすみずみまで

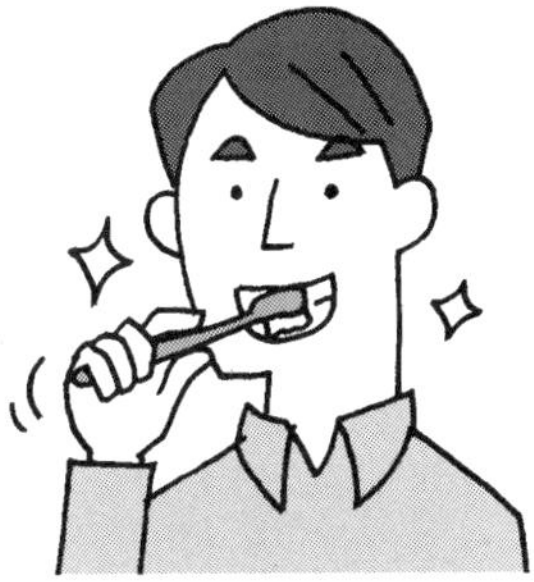

歯科でのメンテナンス

・1年に1〜2回は定期検診を受けて歯垢を除去してもらう
・一度、歯周病を防ぐ歯のみがき方を指導してもらう

↓

口内の歯垢（プラーク）の増殖を防ぐ

↓

- 糖尿病の悪化を防ぐ
- 動脈硬化の悪化を防ぎ、脳梗塞や心血管障害リスクを低くする
- 腎臓の血管の動脈硬化を防ぎ腎機能を維持する

自力療法

75 こまめなストレス解消で腎臓の負担を軽減しよう

対象ステージ G1〜G5

■**ストレス下に置かれると、心拍、血圧が上昇、長期間続くと腎臓にも悪影響**

ストレスを受けると私たちの体にはさまざまな変化があらわれます。まず自律神経のひとつである交感神経が優位に立って、心拍数や血圧が上がり、血管が収縮、体は緊張状態になります。交感神経は戦いの神経と呼ばれるように、いざというときには必要ですが、長期間優位な状態が続くと、心も体も緊張状態に置かれるために高血圧やめまい、不整脈、うつ状態などの障害があらわれてきます。

ストレスを解消して緊張状態を解けば、腎臓への血流も増えて負担も軽減され、慢性腎臓病の悪化を防ぐことができます。まず**オンとオフの切り替え**を意識的に行って、1日単位では毎日の**食事や睡眠の時間をきちんととる**こと、週単位では**休日にしっかり休養**をとるようにします。また、できるだけ**体を動かして気分転換**をしたり、**完璧を求めずに7割主義**にすることもストレスをためないために大切です。慢性腎臓病のことを考えすぎるのもよくありません。食事療法や生活改善などで悩んでいる人は、主治医や管理栄養士などに相談してみましょう。

ストレスが慢性腎臓病に及ぼす影響

ストレスが加わると…

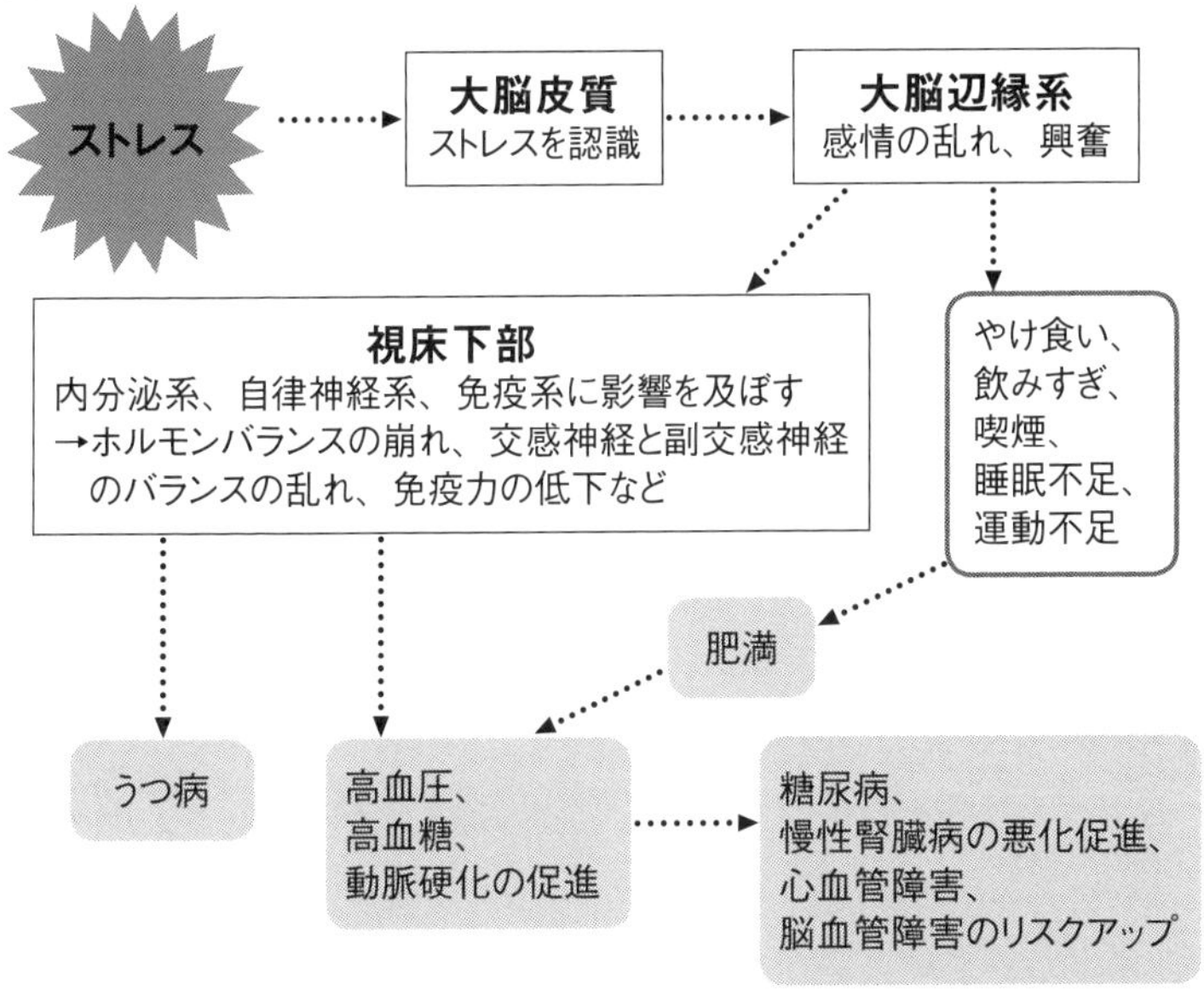
ストレス
大脳皮質
ストレスを認識
大脳辺縁系
感情の乱れ、興奮
視床下部
内分泌系、自律神経系、免疫系に影響を及ぼす
→ホルモンバランスの崩れ、交感神経と副交感神経のバランスの乱れ、免疫力の低下など
やけ食い、
飲みすぎ、
喫煙、
睡眠不足、
運動不足
肥満
うつ病
高血圧、
高血糖、
動脈硬化の促進
糖尿病、
慢性腎臓病の悪化促進、
心血管障害、
脳血管障害のリスクアップ

ストレスをためないコツ

- オンとオフを切り替える
- 休日はしっかり休養
- どんなに悩んでも睡眠は確保する
- 1日のうちでリラックスタイムをもつ
- 完璧を求めず、7割主義で
- 相談相手をもとう
- 気分転換になる趣味を見つける
- 行き詰まったら体を動かそう

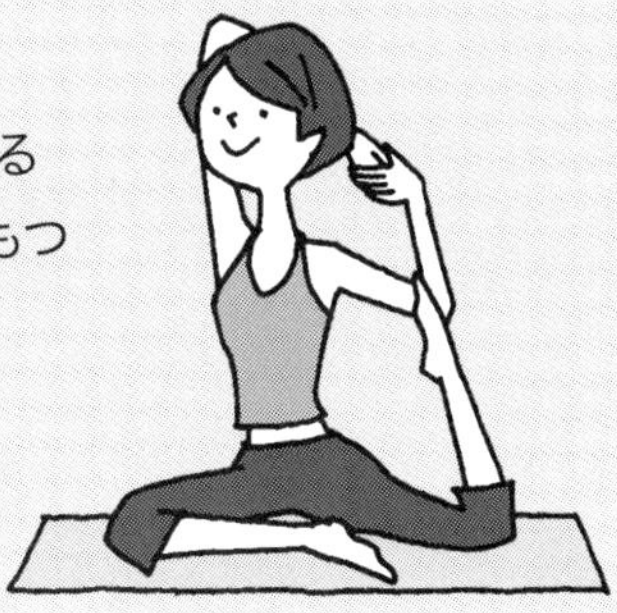

自力療法

76 寝ている間に細胞は修復される6~7時間の質のよい睡眠を

対象ステージ
G1~G5

■睡眠不足は高血圧、高血糖、肥満の原因になり慢性腎臓病も悪化させる

睡眠中は自律神経のひとつである副交感神経が優位に立って、体は休息状態に。血管は拡張し、心拍数は減少、血圧や体温、代謝が低下し、筋肉は弛緩しています。午後10時~午前2時ころには成長ホルモンが多く分泌され、細胞の修復が活発に行われます。脳も睡眠中に記憶や情報の整理などを行って、翌日の活動に備えます。いわば睡眠は心身のメンテナンスに不可欠なものなのです。

睡眠が十分でないと、慢性腎臓病を悪化させる高血圧や高血糖、肥満などを招いてしまい、腎機能を低下させてしまいます。また、腎臓のろ過機能は夜には低下します。夜更かしをして飲食をしたり仕事などを続けていると、腎臓に負担をかけてしまいます。

睡眠時間は人によって個人差がありますが、**6時間以上**はとりましょう。**寝る3時間前には食事や飲酒、入浴を終える**ようにします。カフェインの入っていない温かい飲み物を30分くらい前に飲むと、体が温まって寝つきがよくなります。また、眠れる条件は人によってさまざま。自分にとっ

質のよい睡眠のために

- **昼間**は体を動かして**適度な運動**を
- 夕食、飲酒は**就寝の3時間前**に終える
- 夕食後のカフェインは避ける。カフェインレスの温かい飲み物を
- 入浴は就寝の3時間前くらいに
- 就寝前はテレビやパソコンなどを見ないで**ストレッチなどでリラックス**
- 部屋は暗くする
- **朝は日光を浴びて**体内時計をリセットさせる
- **深夜12時までには眠る**ようにする

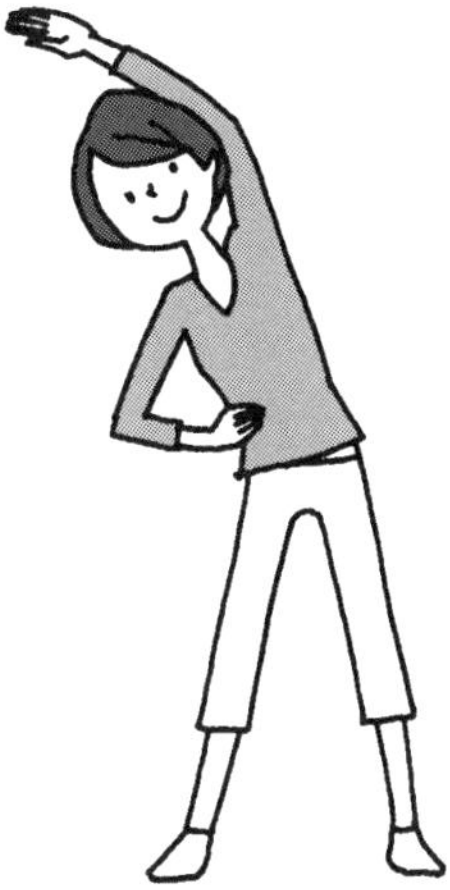

ての質のよい睡眠法を探りましょう。睡眠薬やお酒に頼るのはやめましょう。

■睡眠時無呼吸症候群は早めに治療する

慢性腎臓病の人、とくに透析療法を受けている人がかかりやすい睡眠時無呼吸症候群。睡眠時無呼吸症候群は睡眠中に空気の通り道である気道が塞がれて、10秒以上無呼吸になる病気です。自分では寝ていると思っていても、酸素不足になって浅い眠りが続いているため、昼間、猛烈な眠気に襲われます。睡眠中のいびきや呼吸が止まっていることに家族が気づいて発見されることが多いようです。**睡眠時無呼吸症候群は睡眠を妨げ、慢性腎臓病を悪化**させます。疑わしいようなら主治医に相談して、専門医を紹介してもらいましょう。

自力療法

77

市販薬やサプリメントには細心の注意をとくに市販の消炎鎮痛薬は要注意

対象ステージ
G1～G5

■ふだんよく使う鎮痛薬やかぜ薬も使用前に医師に確認する

慢性腎臓病で腎機能が低下していると、市販薬に含まれる成分が尿から排泄されにくくなり、健康な人より副作用が強く出たり、思ってもみない副作用があらわれたりします。最も注意が必要なのは発熱や頭痛の治療で使われる非ステロイド性抗炎症薬（ＮＳＡＩＤｓ《エヌセイズ》）です。**ＮＳＡＩＤｓを服用すると、慢性腎臓病が急に悪化する**ことがあり、高血圧や糖尿病の合併がある人ではそのリスクはさらに高くなります。ＮＳＡＩＤｓにかぎらず、**市販薬を使う前には必ず主治医に相談**しましょう。慢性腎臓病の薬の効果を弱めてしまうような飲み合わせもあります。

また医師による処方薬でも同じようなリスクがあります。薬を使わなくてはいけないときには、薬の血中濃度を測りながら慎重に投与されます。腎臓の主治医ではない医師に診てもらうときには、必ず慢性腎臓病であることを伝え、**お薬手帳を持参して確認してもらう**ようにしましょう。

漢方薬やサプリメントも、自己判断で使うと腎機能を低下させる原因になりかねません。

使用に注意すべき薬

処方に注意が必要な薬（医師の処方薬）

- NSAIDs
- 抗菌薬（抗生物質）
- 抗真菌薬
- 抗ウイルス薬
- 胃潰瘍の治療薬のプロトンポンプ阻害薬（PPI）やH2ブロッカーなど
- 血栓症の予防や治療に用いられる抗凝固薬の一部
- 不整脈の薬の一部
- 利尿薬や降圧薬の一部
- 抗リウマチ薬
- 向精神薬や抗うつ薬
- 抗がん剤
- 造影剤　　など

市販薬のおもなNSAIDs

- アスピリン
- イブプロフェン
- エテンザミド
- イソプロピルアンチピリン
- アセトアミノフェン　など

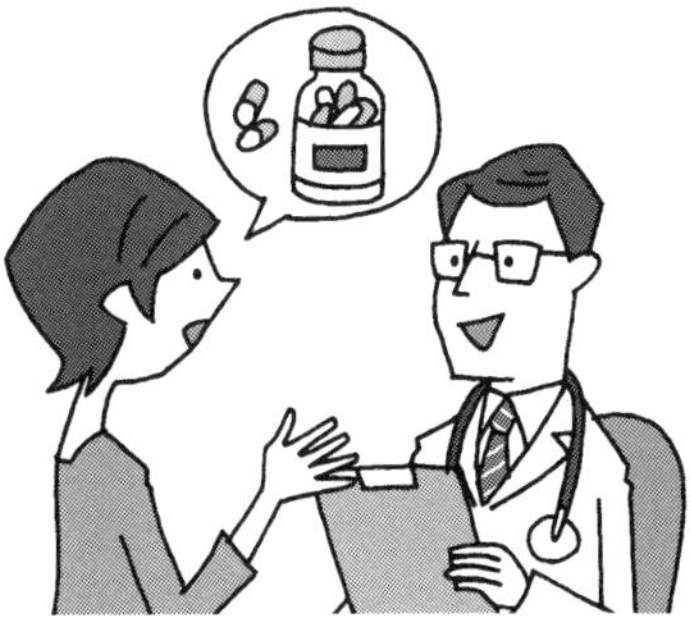

とるのを控えたほうがいいサプリメント・漢方薬

- セントジョーンズワート（西洋オトギリソウ）
- 甘草を含む漢方薬
- アスコルビン酸を含むサプリ
- アリストロキア酸を含むハーブ（カンモクツウなど）
- 鉛、クロム、セレンを含むサプリ

自力療法

78 こんな症状が出たら迷わず休養・受診 無理せずに腎臓をいたわろう

対象ステージ G1〜G5

■ **気になる変化があらわれたら体を休めて様子を見る**

腎機能を維持するためには、適切な薬物療法と食事療法、運動療法、生活療法が不可欠ですが、つねに万全にコントロールできるとはかぎりません。仕事の忙しい時期や季節の変わり目、さまざまなアクシデントで体調を崩すときもあるでしょう。**むくみ、疲れ、だるさをふだんより感じる**ようなら、まず休養をとって体を休ませましょう。かぜや膀胱炎などの感染症にかかったときも、大事をとって早めに治すようにします。

急に**体重が増えたり尿量に大きな変化**が見られるなど、左ページのような症状がある場合は、腎不全が進んでいると考えられます。すぐに受診して適切な治療を受けましょう。とくに腎不全末期になるとなんらかのきっかけで急速に病状が進み、全身にさまざまな障害があらわれる尿毒症に陥ることもあります。重篤な事態に陥る前に、早め早めに対処しましょう。また、**薬を替えた直後や、他の疾患の薬を飲み始めた直後**などでは、薬の副作用による症状にも注意が必要です。

体調が悪くなったら休養、こんな症状は受診する

こんな症状があらわれたら、まず休養して様子を見る

- 疲れがとれない
- 体がだるい
- むくみが出ている(→10ページ)
- 立ちくらみがする
- 血圧が高くなっている
- かぜを引いた
- 膀胱炎になった

こんな症状はすぐに受診しよう

- 体重が急に増えた
- 急に強いむくみが出た
- 血圧が乱高下する
- めまいや立ちくらみがひどい
- 何も食べたくない
- 気分が悪い、吐き気がする
- 心臓がどきどきする
- 息苦しい
- だるくて動く気がしない
- 口臭が強くなった
- 全身がかゆい
- トイレに行く回数が減っている
- 尿が全く出ない
- 意識が混濁する

服用中の薬の副作用が疑われる症状

慢性腎臓病で用いられる薬では、いろいろな副作用が起こる可能性がある。処方の際に医師から説明を受けているはずなので、思い当たる変化があらわれたら、受診して医師に相談しよう。

- 頭痛
- 動悸
- 食欲不振
- 吐き気
- 便秘などの便通異常
- 空咳
- 脱水症状(→166ページ)
- 息切れ
- 低血糖症状(冷や汗、強い空腹感など)

自力療法

79 人工透析療法を受けるようになっても食事療法や生活療法は続ける

対象ステージ G5

■ **透析療法導入で緩和される制限もあるが、基本的に継続していく**

ステージG5で腎機能が約10%以下になって、心臓などほかの臓器や全身の状態があまりよくない場合には、**人工的に腎臓のろ過機能を行う透析療法**が導入されます。週3回の通院で行う血液透析と、自宅で行う腹膜透析があります。

透析を始めると、それまでほとんど働いていなかった腎臓に代わって血液をろ過してくれるので、体調はよくなり、食事制限や運動制限、仕事の制限などが緩和されるケースが多く見られます。しかし**透析療法導入後も、体重管理、食事療法、運動療法、生活療法を続ける**ことが不可欠です。とくに体の水分量を調節して、体重をドライウエイト（↓110ページ）に保つことが大切です。**たんぱく質の1日の摂取量**が少し増えたりしますが、やはり制限があることに違いはありません。**摂取エネルギー量、塩分、カリウムやリンの摂取**にも引き続き注意が必要です。

そして運動療法や生活療法も続けて、その後の生活の質（QOL）を高く維持しましょう。

透析療法導入後のQOLを維持するために

透析療法が始まっても続けることは…

食事療法

カリウム、リンはきっちり制限

塩分、たんぱく質も
引き続き要注意

体重管理

ドライウエイトを標準にしてしっかり管理

水分制限

体重増加に直結する
水分の過剰摂取に注意する
(→110ページ)

血圧管理

水分、塩分の摂取を控え、
軽い運動をして管理

透析療法中のこんな合併症に注意する

- **倦怠感、頭痛、吐き気、動悸などが起こる**
- **体のかゆみ、皮膚の乾燥**
- **かぜやウイルス性肝炎などの感染症**
- **手指のしびれや筋力の低下＝手根管症候群**
- **腹膜炎**（腹膜透析を行っている場合）

生活管理と同時に、血液透析では※シャント、
腹膜透析では※カテーテルの管理をしっかりして、
清潔を保つことが重要です。

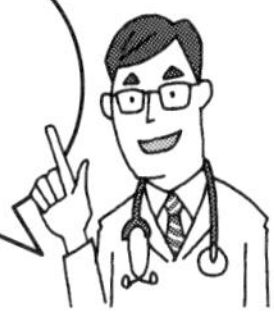

※シャント＝透析を行うために前腕につくる血液の通り道。
※カテーテル＝透析を行うための管。

自力療法

80

くじけそうになったら医療相談室や患者会を利用する 家族もいっしょに自由に相談できる

対象ステージ
G1〜G5

慢性腎臓病の治療は長期にわたります。病原体を薬で退治したら終わり、手術で悪い部分を取ったら終わりという性質のものではありません。毎日の暮らしの中で治療を続けていく必要があります。また、慢性腎臓病になる前の生活を続けていけなくなるケースも。仕事、さまざまな活動、経済的な負担、家族や周囲への影響など、患者さんを取り巻く環境は大きく変わります。

■長い治療期間中には悩むことも。話を聞いてくれる相手・場をもとう

まず大切なのは、**病気に対する正しい知識をもち、自分の病状をしっかりと把握する**ことです。そして治療法や生活管理について納得して、**正面から腎機能の維持療法に取り組む**ことです。

悩んだり迷ったり、あるいは治療を続けることがイヤになることもあるでしょう。そのときは**医療相談室や患者会などを利用する**といいでしょう。主治医に聞けない・言えないようなことも素直に話せるかもしれません。家族もいっしょに相談できるので、気軽に利用してみてください。すぐに解決法が見つからなくても、悩みを共有するだけで気持ちが軽くなることもあります。

慢性腎臓病と上手につきあうために

病気の理解、病状の把握

医師に質問したり、講習会や勉強会に参加。医師や看護師、管理栄養士などの医療チームと話し合って病状を把握

治療法、管理目標の設定

納得がいくまで医療チームに質問しよう。管理目標はあまり高く設定しない(→108ページ)

現実的なこれからの生活

医療費補助を調べる。仕事継続の方法については勤務先と十分相談する

断れる、あきらめられる強さをもとう

お酒のつきあいがいままでのようにできなくなったり、好きなことを続けられなくなることも。誘いを断ったり、自分の欲望に流されないような意志の強さをもとう

家族や周囲のサポート

生活が変わるのは患者本人だけではない。家族や周囲の人たちとも話し合いの場をもとう。協力を仰ぐには、どんな支援が必要かを明確にすることが大切

病気があっても生き甲斐をもつ

腎機能をコントロールできれば、趣味を楽しむことも。家に閉じこもらず、できることに積極的にチャレンジ

困っていること、悩んでいることをじっくり分析

大きな壁にぶつかったと思っても、一つひとつ見直すと解決できることがらが含まれていることも。中くらいの壁に縮小できるかも

行き詰まったら誰かに相談

どうしていいかわからないなら、医療相談室(総合病院や大学病院に開設されている)や患者会などに出向いて、相談したり、同じ病気の人の体験談などを聞こう

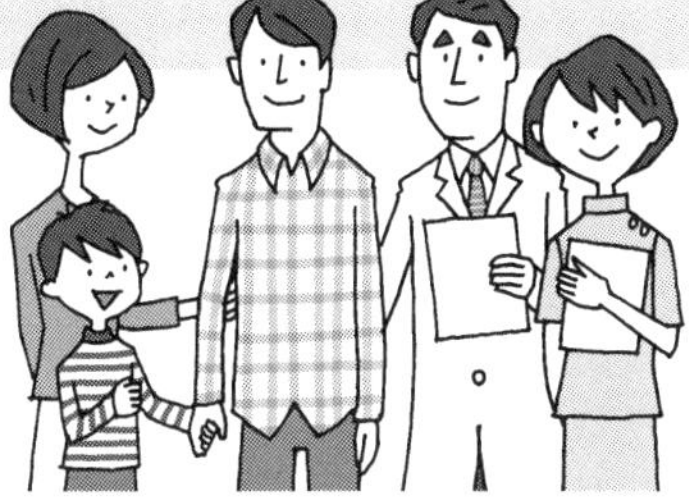

STAFF	
編集	別所　文（フロンテア）
編集協力	有村芳子（順天堂医院栄養部）
	杉村紀子（松和会望星西新宿診療所）
装丁・本文デザイン	小笠原菜子（monostore）
DTP	金内智子　大平千尋
カバー・本文イラスト	五十嵐　亨

健康図解PLUS
自分でできる！腎臓病カンタン療法80

2015年8月11日　第1刷発行
2022年2月17日　第8刷発行

発行人	中村公則
編集人	滝口勝弘
編集長	古川英二
発行所	株式会社　学研プラス
	〒141-8415　東京都品川区西五反田2-11-8
印刷所	中央精版印刷株式会社

●この本に関する各種お問い合わせ先
本の内容については、下記サイトのお問い合わせフォームよりお願いします。
https://gakken-plus.co.jp/contact/
在庫については　Tel 03-6431-1250（販売部）
不良品(落丁、乱丁)については　Tel 0570-000577
学研業務センター　〒354-0045　埼玉県入間郡三芳町上富279-1
上記以外のお問い合わせは　Tel 0570-056-710（学研グループ総合案内）

© Gakken　　Printed in Japan
本書の無断転載、複製、複写(コピー)、翻訳を禁じます。
本書を代行業者等の第三者に依頼してスキャンやデジタル化することは、
たとえ個人や家庭内の利用であっても、著作権法上、認められておりません。
複写(コピー)をご希望の場合は、下記までご連絡ください。

日本複製権センター　https://jrrc.or.jp/
E-mail:jrrc_info@jrrc.or.jp
R〈日本複製権センター委託出版物〉

学研の書籍・雑誌についての新刊情報・詳細情報は、下記をご覧ください。
学研出版サイト　　　https://hon.gakken.jp/